Liu, Xiao

Campbell, Julia

Repensar la artrosis: métodos innovadores para una terapia sostenible

Una guía para la aplicación de conceptos de tratamiento pioneros

Liu, Xiao
Campbell, Julia
Repensar la artrosis: métodos innovadores para una terapia sostenible
Una guía para la aplicación de conceptos de tratamiento pioneros

ISBN: 978-3-69035-860-6

Número de pedido: 2036
También como libro electrónico
(978-3-69035-867-5)

Diseño de portada: Kerstin Laube
Producción: Michaela Witt

Bremen University Press, 2025.
Fahrenheitstr. 11
28359 Bremen
bup@bremenuniversitypress.com
www.bremenuniversitypress.com

El manuscrito no puede ser utilizado ni total ni parcialmente sin el consentimiento previo por escrito del editor.

Este libro se ha impreso en papel ecológico procedente de explotaciones forestales sostenibles con el fin de conservar los recursos y minimizar el impacto ambiental. Al utilizar materiales reciclados y papel con certificación FSC, contribuimos a proteger los bosques y a reducir nuestra huella ecológica.

3

Descargo de responsabilidad

Este libro tiene únicamente fines de información científica y educación general. No sustituye el asesoramiento médico individual, el diagnóstico o el tratamiento por parte de un médico colegiado u otro profesional médico cualificado. Los lectores deben buscar siempre el consejo de un médico experto si tienen problemas de salud o dudas sobre la aplicación de los métodos de tratamiento descritos. Algunos de los métodos de tratamiento presentados en el libro se encuentran aún en fase experimental o de ensayo clínico y no están autorizados para la práctica médica en todos los países.

Visión general

PRÓLOGO 20
1. INTRODUCCIÓN 22
2. FISIOPATOLOGÍA Y BASES MOLECULARES DE LA ARTROSIS 27
3. CLASIFICACIÓN Y PROCEDIMIENTOS DE DIAGNÓSTICO 41
4. MÉTODOS DE TRATAMIENTO CONVENCIONALES: UNA EVALUACIÓN CRÍTICA 54
5. NUEVOS ENFOQUES TERAPÉUTICOS FARMACOLÓGICOS 66
6. TERAPIAS DE BIOLOGÍA CELULAR Y MOLECULAR 87
7. MÉTODOS FÍSICOS E INSTRUMENTALES DE TERAPIA DE LA ARTROSIS 116
8. TERAPIA NUTRICIONAL Y DE MICRONUTRIENTES ...142
9. TERAPIAS PSICOLÓGICAS Y CONDUCTUALES 153
10. CONCEPTOS DE TRATAMIENTO INTERDISCIPLINARIO Y MULTIMODAL 163
11. MEDICINA PERSONALIZADA Y ENFOQUES DE TERAPIA GENÉTICA 172
12. NECESIDAD DE INTERVENCIONES QUIRÚRGICAS 191
13. PERSPECTIVAS DE LA INVESTIGACIÓN INTERNACIONAL Y EVOLUCIÓN FUTURA 196
14. OBSERVACIONES FINALES Y CONCLUSIÓN 203

15	CUADRO 1: COMPARACIÓN DE LOS TRATAMIENTOS CONVENCIONALES E INNOVADORES DE LA ARTROSIS	206
16	TABLA 2: MICRONUTRIENTES MÁS IMPORTANTES EN EL TRATAMIENTO DE LA ARTROSIS	207
17	CUADRO 3: PANORAMA DE LAS TERAPIAS REGENERATIVAS	208
18	TABLA 4: INFLUENCIA DE LOS FACTORES PSICOSOCIALES EN LA EVOLUCIÓN DE LA ENFERMEDAD	209
19	CUADRO 5: COMPARACIÓN DE LOS FORMULARIOS DE FISIOTERAPIA	210
20	TABLA 6: RESUMEN DE LAS OPCIONES DE TRATAMIENTO FARMACOLÓGICO PARA LA ARTROSIS	211
21	CUADRO 7: ESTUDIOS CLÍNICOS ACTUALES SOBRE TERAPIAS INNOVADORAS DE LA ARTROSIS (SELECCIÓN)	213
22	TABLA 8: FACTORES PRONÓSTICOS PARA EL ÉXITO DEL TRATAMIENTO DE LA ARTROSIS	214
22	TABLA 9: RESUMEN DE LOS BIOMARCADORES MÁS COMUNES EN LA TERAPIA DE LA ARTROSIS	215
23	CUADRO 10: MEDIDAS PREVENTIVAS PARA EVITAR Y RETRASAR LA ARTROSIS	216
24	TABLA 11: RECOMENDACIONES DE TRATAMIENTO SEGÚN EL ESTADIO DE LA ARTROSIS	217

25	CUADRO 12: RESUMEN DE PROCEDIMIENTOS TERAPÉUTICOS INNOVADORES, TASAS DE ÉXITO Y NIVELES DE EVIDENCIA	218
26	BIBLIOGRAFÍA COMPLETA	220

Índice

PRÓLOGO **20**

1. INTRODUCCIÓN **22**

1.1 DEFINICIÓN Y DIFERENCIACIÓN DE LA ARTROSIS 22
1.2 EVOLUCIÓN HISTÓRICA DEL TRATAMIENTO DE LA ARTROSIS 23
1.3 EPIDEMIOLOGÍA E IMPORTANCIA SOCIOECONÓMICA 24
1.4 RELEVANCIA DE LOS MÉTODOS DE TRATAMIENTO INNOVADORES EN EL CONTEXTO MÉDICO 25

2. FISIOPATOLOGÍA Y BASES MOLECULARES DE LA ARTROSIS **27**

2.1 PRINCIPIOS ANATÓMICOS Y FUNCIONALES DEL CARTÍLAGO ARTICULAR 27
   2.1.1 Estructura y propiedades del cartílago hialino 27
   2.1.2 Función de la membrana sinovial y la cápsula articular 28
2.2 CAMBIOS FISIOPATOLÓGICOS EN LA ARTROSIS 28
   2.2.1 Degeneración del tejido cartilaginoso 28
   2.2.2 Cambios en el hueso subcondral 29
   2.2.3 Formación de osteofitos 29
2.3 MECANISMOS MOLECULARES DE LA DEGENERACIÓN DEL CARTÍLAGO 30
   2.3.1 Desequilibrio entre anabolismo y catabolismo 30
   2.3.2 Papel de las metaloproteinasas de matriz (MMP) 30
   2.3.3 Apoptosis de los condrocitos 31
2.4 PAPEL DE LOS MEDIADORES INFLAMATORIOS Y LAS CITOQUINAS 32
   2.4.1 Factor de necrosis tumoral-α (TNF-α) e interleucina-1β (IL-1β) 32
   2.4.2 Implicación de la interleucina-6 (IL-6) y la interleucina-17 (IL-17) 32
   2.4.3 Importancia de la inflamación crónica de bajo grado.... 33

2.5 FACTORES DE INFLUENCIA GENÉTICA Y EPIGENÉTICA 33
   2.5.1 *Identificación de factores genéticos de riesgo* 33
   2.5.2 *Papel de los microARN y regulación epigenética* 34
2.6 IMPORTANCIA DE LAS SEÑALES DEL HUESO SUBCONDRAL 35
   2.6.1 *Vascularización y angiogénesis en el hueso subcondral* 35
   2.6.2 *Mecanotransducción y procesos de remodelación ósea* 35
2.7 MECANISMOS DEL DOLOR EN LA ARTROSIS 36
   2.7.1 *Componentes nociceptivos y neuropáticos del dolor* 36
   2.7.2 *Sensibilización central y cronificación del dolor* 36
   2.7.3 *Papel de los procesos neuroinflamatorios* 37
2.8 BIBLIOGRAFÍA (CAPÍTULOS 1 Y 2) 37

3. CLASIFICACIÓN Y PROCEDIMIENTOS DE DIAGNÓSTICO 41

3.1 CLASIFICACIÓN DE LA ARTROSIS SEGÚN SU LOCALIZACIÓN Y GRAVEDAD 41
   3.1.1 *Clasificación según Kellgren y Lawrence* 41
   3.1.2 *Importancia clínica de las fases temprana, media y tardía* 42
3.2 PROCEDIMIENTOS DE DIAGNÓSTICO POR IMAGEN 43
   3.2.1 *Radiografía convencional: indicaciones y limitaciones* 43
   3.2.2 *Resonancia magnética: visualización del cartílago y diagnóstico precoz* 43
   3.2.3 *Tomografía computarizada: análisis de las estructuras subcondrales* 44
   3.2.4 *Ecografía: diagnóstico de tejidos blandos y detección de derrames articulares* 44
3.3 DIAGNÓSTICO DE LABORATORIO E INVESTIGACIÓN DE BIOMARCADORES 45
   3.3.1 *Marcadores de inflamación: PCR, interleucinas* 45

3.3.2	Productos específicos de degradación de cartílago y hueso (COMP, CTX-II)	46
3.3.3	Perspectivas futuras del diagnóstico personalizado	47
3.4	DIAGNÓSTICO FUNCIONAL Y PRUEBAS CLÍNICAS	47
3.4.1	Análisis de la marcha y diagnóstico del movimiento	47
3.4.2	Pruebas de función clínica: WOMAC, índice de Lequesne	48
3.4.3	Punción articular y análisis del líquido sinovial	48
3.5	USO DE LA INTELIGENCIA ARTIFICIAL EN EL DIAGNÓSTICO	49
3.5.1	Análisis de imágenes asistido por IA	49
3.5.2	Modelos predictivos de la progresión de la enfermedad	50
3.5.3	Oportunidades y limitaciones del diagnóstico digital	50
3.6	BIBLIOGRAFÍA (CAPÍTULO 3)	51

4. MÉTODOS DE TRATAMIENTO CONVENCIONALES: UNA EVALUACIÓN CRÍTICA 54

4.1	TERAPIA FARMACOLÓGICA	54
4.1.1	Antiinflamatorios no esteroideos (AINE): Mecanismos de acción y riesgos	54
4.1.2	Inyecciones de corticosteroides: Indicaciones y efectos a largo plazo	55
4.1.3	Opiáceos: uso para el dolor crónico y problemas de adicción	56
4.1.4	Sustancias condroprotectoras: Glucosamina, condroitín sulfato - Base de pruebas	57
4.2	MEDIDAS FÍSICAS Y FISIOTERAPÉUTICAS	57
4.2.1	Terapias de movimiento clásicas	57
4.2.2	Terapia manual y movilización articular	58
4.2.3.	Tratamientos de electroterapia y ultrasonidos	58
4.2.4	Efecto de la acuaterapia y el estrés controlado	59
4.3	INTERVENCIONES QUIRÚRGICAS	59
4.3.1	Endoscopia articular (artroscopia): Indicación y evidencia	59

4.3.2	Osteotomía y operaciones para preservar las articulaciones	60
4.3.3	Artroplastia: materiales, durabilidad y complicaciones	61
4.4	LIMITACIONES Y EFECTOS SECUNDARIOS DE LAS TERAPIAS CONVENCIONALES	61
4.4.1	Control insuficiente del dolor y mantenimiento de la función	61
4.4.2	Efectos secundarios y complicaciones inducidos por fármacos	62
4.4.3	Cargas económicas y déficit de oferta	63
4.5	BIBLIOGRAFÍA (CAPÍTULO 4)	63

5. NUEVOS ENFOQUES TERAPÉUTICOS FARMACOLÓGICOS ... 66

5.1	DESARROLLO DE AGENTES ANTIINFLAMATORIOS SELECTIVOS	66
5.1.1	Inhibidores de la COX-2 de nueva generación	66
5.1.2	Inhibición de mediadores inflamatorios específicos (por ejemplo, antagonistas de IL-1β)	68
5.2	MODULACIÓN DE LAS VÍAS DE SEÑALIZACIÓN	70
5.2.1	Influencia en la vía de señalización Wnt/β-catenina	70
5.2.2	Inhibición de la vía de señalización del TGF-β para reducir la fibrosis	72
5.2.3	Modulación de la vía de señalización NF-κB para inhibir la inflamación	73
5.3	USO DE PRODUCTOS BIOLÓGICOS Y ANTICUERPOS MONOCLONALES	75
5.3.1	Inhibidores de IL-6 e IL-17	75
5.3.2	Terapia anti-TNF-α: oportunidades y limitaciones	76
5.4	TERAPIA INNOVADORA CONTRA EL DOLOR	77
5.4.1	Antagonistas del CGRP para el dolor relacionado con la artrosis	77
5.4.2	Neuromoduladores para la regulación central del dolor	78
5.5	ENFOQUES TERAPÉUTICOS EPIGENÉTICOS	81

5.5.1 Uso de inhibidores de la histona deacetilasa 81
5.5.2 Moduladores de la metilación del ADN para el control de la expresión génica 82
5.6 BIBLIOGRAFÍA (CAPÍTULO 5) 84

6. **TERAPIAS DE BIOLOGÍA CELULAR Y MOLECULAR 87**

6.1 FUNDAMENTOS DE LA MEDICINA REGENERATIVA PARA LA ARTROSIS 87
6.1.1 Principios de regeneración tisular y celular 87
6.1.2 Requisitos de las terapias celulares biocompatibles 89
6.2 TERAPIA CON CÉLULAS MADRE 91
6.2.1 Células madre mesenquimales: Recogida, procesamiento y uso clínico 91
6.2.2 Células madre pluripotentes inducidas (iPS): potencial y riesgos 93
6.2.3 Terapia con células madre alogénicas frente a autólogas 94
6.3 TRASPLANTES DE CONDROCITOS E INGENIERÍA TISULAR 96
6.3.1 Implante de condrocitos autólogos (ICA): técnicas de primera a tercera generación 96
6.3.2 Desarrollo de andamios bioactivos (scaffolds) 97
6.3.3 Bioimpresión 3D en la regeneración del cartílago 98
6.4 USO DE EXOSOMAS Y MICROVESÍCULAS 98
6.4.1 Funciones biológicas de los exosomas en la regeneración del cartílago 98
6.4.2 Potencial terapéutico y situación actual de los estudios 100
6.5 GENES Y TERAPIA GÉNICA 102
6.5.1 Fundamentos de la modificación genética en la artrosis 102
6.5.2 Uso de vectores virales para la transferencia de genes 104
6.5.3 La tecnología CRISPR/Cas9 en la investigación de la artrosis 105
6.6 RIESGOS E IMPLICACIONES ÉTICAS DE LAS TERAPIAS CELULARES 107

6.6.1 Riesgos de formación de tumores con las terapias
con células madre.. 107
6.6.2 Reacciones inmunológicas y procesos de rechazo........ 109
6.6.3 Cuestiones éticas de la terapia génica........................ 111
6.7 BIBLIOGRAFÍA (CAPÍTULO 6).. 113

7. MÉTODOS FÍSICOS E INSTRUMENTALES DE
TERAPIA DE LA ARTROSIS... 116

7.1 FUNDAMENTOS DEL DOLOR FÍSICO Y LA TERAPIA FUNCIONAL............ 116
7.1.1 Mecanismos de acción de las aplicaciones físicas........ 116
7.1.2 Ámbitos de aplicación y limitaciones de la
fisioterapia para la artrosis... 118
7.2 TERMOTERAPIA... 120
7.2.1 Aplicaciones del calor: Indicaciones y efectos.............. 120
7.2.2 Aplicaciones del frío (crioterapia): Mecanismos de
acción y ámbitos de aplicación................................... 121
7.3 ELECTROTERAPIA... 122
7.3.1 Estimulación nerviosa eléctrica transcutánea (ENET).. 122
7.3.2 Terapia de media y alta frecuencia............................. 123
7.3.3 Estimulación eléctrica neuromuscular (EENM)............ 125
7.4 TERAPIA DE CAMPO MAGNÉTICO... 126
7.4.1 Fundamentos de la terapia de campo magnético
pulsado... 126
7.4.2 Eficacia clínica y evaluación científica......................... 128
7.5 TERAPIA CON ULTRASONIDOS Y ONDAS DE CHOQUE...................... 130
7.5.1 Ultrasonidos terapéuticos: formas de aplicación y
efectos.. 130
7.5.2 Tratamiento con ondas de choque extracorpóreas
(ESWT): Indicaciones y evidencia................................ 132
7.6 LÁSER Y FOTOTERAPIA.. 135
7.6.1 Terapia con láser de baja intensidad (LLLT)................. 135
7.6.2 Terapia láser de alta intensidad (HILT)........................ 136
7.7 TERAPIAS COMBINADAS Y ENFOQUES INTEGRADORES..................... 138
7.7.1 Programas de fisioterapia multimodal........................ 138

7.7.2   *Integración en planes de terapia holística* 139
7.8   BIBLIOGRAFÍA (CAPÍTULO 7) 139

8. **NUTRICIÓN Y TERAPIA CON MICRONUTRIENTES 142**

8.1   INFLUENCIA DE LA NUTRICIÓN EN LA EVOLUCIÓN DE LA ARTROSIS 142
8.1.1   *Sobrepeso y tensión mecánica en las articulaciones*.... 142
8.1.2   *Componentes alimentarios que favorecen e inhiben la inflamación* 143
8.2   TERAPIA CON MICRONUTRIENTES 144
8.2.1   *La vitamina D y el calcio en el metabolismo óseo* 144
8.2.2   *Importancia de los ácidos grasos omega-3 para la salud de los cartílagos* 144
8.2.3   *Oligoelementos: Zinc, selenio y manganeso* 145
8.3   USO DE ANTIOXIDANTES 146
8.3.1   *Efecto de las vitaminas C y E en los procesos oxidativos del cartílago* 146
8.3.2   *La coenzima Q10 y su papel en el metabolismo celular* 147
8.4   FITOTERAPIA 147
8.4.1   *La curcumina y sus efectos antiinflamatorios* 147
8.4.2   *Jengibre, boswellia y otros extractos vegetales* 148
8.5   NUTRICIÓN Y DIETAS FUNCIONALES 149
8.5.1   *La dieta mediterránea como concepto nutricional protector* 149
8.5.2   *Dietas bajas en carbohidratos y cetogénicas en el tratamiento de la artrosis* 150
8.6   BIBLIOGRAFÍA (CAPÍTULO 8) 150

9. **TERAPIAS PSICOLÓGICAS Y CONDUCTUALES 153**

9.1   IMPORTANCIA DE LOS FACTORES PSICOSOCIALES EN LA ARTROSIS 153
9.1.1   *Influencia del estrés, la depresión y la ansiedad en la evolución de la enfermedad* 153
9.1.2   *Distorsiones cognitivas y sus efectos en la percepción del dolor* 154

9.2 ENFOQUES PSICOTERAPÉUTICOS EN LA TERAPIA DE LA ARTROSIS 154
9.2.1 *Terapia cognitivo-conductual (TCC)* 154
9.2.2 *Terapia de Aceptación y Compromiso (ACT)* 155
9.3 TÉCNICAS DE RELAJACIÓN Y MINDFULNESS 156
9.3.1 *Relajación muscular progresiva según Jacobson* 156
9.3.2 *Atención plena y meditación: programas MBSR* 157
9.3.3 *Biorretroalimentación y su uso para el dolor crónico...* 158
9.4 PROGRAMAS EDUCATIVOS Y AUTOGESTIÓN 159
9.4.1 *Educación del paciente para el tratamiento del dolor* . 159
9.4.2 *Desarrollo de estrategias de afrontamiento y competencia frente al dolor* 159
9.5 BIBLIOGRAFÍA (CAPÍTULO 9) 160

10. CONCEPTOS DE TRATAMIENTO INTERDISCIPLINARIO Y MULTIMODAL 163

10.1 NECESIDAD DE UN ENFOQUE TERAPÉUTICO INTEGRADOR 163
10.1.1 *Límites de las intervenciones monoterapéuticas* 163
10.1.2 *Ventajas de las terapias combinadas* 164
10.2 MODELOS DE TERAPIA MULTIMODAL DEL DOLOR 165
10.2.1 *Diseño y estructura de programas multimodales* 165
10.2.2 *Pruebas y éxito de los enfoques interdisciplinarios* 166
10.3 INTEGRACIÓN DE TERAPIAS INNOVADORAS EN CONCEPTOS TERAPÉUTICOS ESTABLECIDOS 166
10.3.1 *Utilización de terapias biológicas y celulares en el marco de programas multimodales* 166
10.3.2 *Combinación de enfoques terapéuticos clásicos e innovadores* 168
10.4 RETOS Y PERSPECTIVAS DE LA ATENCIÓN INTEGRADORA 168
10.4.1 *Obstáculos organizativos y económicos* 168
10.4.2 *Perspectivas de futuro para el tratamiento interdisciplinar de la artrosis* 169
10.5 BIBLIOGRAFÍA (CAPÍTULO 10) 170

11. MEDICINA PERSONALIZADA Y ENFOQUES DE TERAPIA GENÉTICA 172

- 11.1 FUNDAMENTOS DE LA TERAPIA PERSONALIZADA DE LA ARTROSIS 172
  - *11.1.1 Importancia de las predisposiciones genéticas para el riesgo de enfermedad 172*
  - *11.1.2 Biomarcadores para la personalización del tratamiento y la evaluación del pronóstico 174*
- 11.2 DIAGNÓSTICO GENÉTICO Y PERFILES DE RIESGO INDIVIDUALES 176
  - *11.2.1 Métodos de análisis genómico en la investigación de la artrosis 176*
  - *11.2.2 Desarrollo de estrategias personalizadas de prevención y tratamiento 179*
- 11.3 TERAPIA GÉNICA E INTERVENCIONES MOLECULARES 181
  - *11.3.1 Posibilidades de modificación dirigida de genes (CRISPR/Cas9 y otros métodos) 181*
  - *11.3.2 Uso de vectores virales y sistemas portadores no virales 184*
- 11.4 IMPLICACIONES ÉTICAS DE LAS TERAPIAS GENÉTICAS 186
  - *11.4.1 Sopesar el progreso médico y las preocupaciones éticas 186*
  - *11.4.2 Marco normativo y aceptación social 187*
- 11.5 BIBLIOGRAFÍA (CAPÍTULO 11) 188

12. NECESIDAD DE INTERVENCIONES QUIRÚRGICAS 191

- 12.1 ESTADO ACTUAL DE LOS PROCEDIMIENTOS QUIRÚRGICOS EN LA TERAPIA DE LA ARTROSIS 191
- 12.2 EL ESTADO DE LA INVESTIGACIÓN: ¿PUEDEN LAS NUEVAS TERAPIAS SUSTITUIR A LAS INTERVENCIONES QUIRÚRGICAS? 192
- 12.3 PERSPECTIVAS REALISTAS: ¿SERÁN SUPERFLUAS LAS OPERACIONES EN EL FUTURO? 193
- 12.4 CONCLUSIÓN: ENTRE LA ESPERANZA Y LA EVALUACIÓN REALISTA 194

13. PERSPECTIVAS DE LA INVESTIGACIÓN INTERNACIONAL Y EVOLUCIÓN FUTURA 196

13.1 INICIATIVAS ACTUALES DE INVESTIGACIÓN MUNDIAL PARA EL
      TRATAMIENTO DE LA ARTROSIS 196
13.2 INNOVACIONES TECNOLÓGICAS Y SU RELEVANCIA PARA EL
      TRATAMIENTO DE LA ARTROSIS 197
   13.2.1. *Inteligencia artificial en el diagnóstico y la
           planificación terapéutica* 197
   13.2.2 *Avances en la investigación de biomateriales para
          la sustitución del cartílago* 198
13.3 ENSAYOS CLÍNICOS INTERNACIONALES Y SUS RESULTADOS 198
   13.3.1 *Comparación de los resultados de estudios
           internacionales sobre terapias innovadoras* 198
   13.3.2 *Elaboración de directrices y recomendaciones
           terapéuticas internacionales* 199
13.4 CONCLUSIÓN: PERSPECTIVAS INTERNACIONALES PARA MEJORAR EL
      TRATAMIENTO DE LA ARTROSIS 200
13.5 BIBLIOGRAFÍA (CAPÍTULO 13) 201

14. OBSERVACIONES FINALES Y CONCLUSIÓN 203

**15 CUADRO 1: COMPARACIÓN DE LOS
   TRATAMIENTOS CONVENCIONALES E
   INNOVADORES DE LA ARTROSIS 206**

**16 TABLA 2: MICRONUTRIENTES MÁS IMPORTANTES
   EN EL TRATAMIENTO DE LA ARTROSIS 207**

**17 CUADRO 3: PANORAMA DE LAS TERAPIAS
   REGENERATIVAS 208**

**18 TABLA 4: INFLUENCIA DE LOS FACTORES
   PSICOSOCIALES EN LA EVOLUCIÓN DE LA
   ENFERMEDAD 209**

**19 CUADRO 5: COMPARACIÓN DE LOS
   FORMULARIOS DE FISIOTERAPIA 210**

20	TABLA 6: RESUMEN DE LAS OPCIONES DE TRATAMIENTO FARMACOLÓGICO PARA LA ARTROSIS	211
21	CUADRO 7: ESTUDIOS CLÍNICOS ACTUALES SOBRE TERAPIAS INNOVADORAS DE LA ARTROSIS (SELECCIÓN)	213
22	TABLA 8: FACTORES PRONÓSTICOS PARA EL ÉXITO DEL TRATAMIENTO DE LA ARTROSIS	214
22	TABLA 9: RESUMEN DE LOS BIOMARCADORES MÁS COMUNES EN LA TERAPIA DE LA ARTROSIS	215
23	CUADRO 10: MEDIDAS PREVENTIVAS PARA EVITAR Y RETRASAR LA ARTROSIS	216
24	TABLA 11: RECOMENDACIONES DE TRATAMIENTO SEGÚN EL ESTADIO DE LA ARTROSIS	217
25	CUADRO 12: RESUMEN DE PROCEDIMIENTOS TERAPÉUTICOS INNOVADORES, TASAS DE ÉXITO Y NIVELES DE EVIDENCIA	218
26	BIBLIOGRAFÍA COMPLETA	220

1. PRINCIPIOS GENERALES DE LA ARTROSIS 220
2. TRATAMIENTO FARMACOLÓGICO CLÁSICO 220
3. FISIOTERAPIA Y APARATOLOGÍA 221
4. TERAPIA NUTRICIONAL Y DE MICRONUTRIENTES 221
5. ENFOQUES TERAPÉUTICOS REGENERATIVOS Y BIOLÓGICOS 222
6. TERAPIAS PSICOLÓGICAS Y CONDUCTUALES 222
7. TERAPIA INTERDISCIPLINAR Y MULTIMODAL... 223
8 MEDICINA PERSONALIZADA Y TERAPIA GENÉTICA 223

Notas

- Este libro tiene una estructura modular, de modo que cada capítulo puede leerse de forma independiente sin tener que remitirse necesariamente a otros.

- Estado de tramitación: abril de 2025

El editor

Prólogo

El tratamiento de la artrosis se encuentra actualmente en un punto de inflexión decisivo. Durante décadas, esta enfermedad articular degenerativa crónica se consideró una compañera imparable del envejecimiento, para la que, en el mejor de los casos, existía un alivio de los síntomas, pero ninguna terapia eficaz para influir en el curso de la enfermedad. Los analgésicos, la terapia de ejercicio y, en casos avanzados, la sustitución quirúrgica de la articulación dominaban las estrategias terapéuticas.

Sin embargo, los rápidos avances de la investigación médica, sobre todo en los campos de la medicina regenerativa, la biología molecular y la terapia personalizada, abren ahora perspectivas completamente nuevas. Procedimientos innovadores como la terapia con células madre, el uso de exosomas, la modulación de los factores de riesgo genéticos y los modernos conceptos de tratamiento multimodal no sólo permiten aliviar eficazmente el dolor, sino que también pretenden cada vez más regenerar el tejido cartilaginoso dañado y mejorar de forma sostenible la función articular.

Este libro está dedicado a la presentación sistemática de estos nuevos y prometedores métodos de tratamiento. Está dirigido a profesionales médicos, investigadores y pacientes interesados que deseen obtener una visión completa de las posibilidades actuales y futuras de la terapia de la artrosis.

El objetivo es transmitir conocimientos científicos bien fundamentados de forma comprensible para todos y, al mismo tiempo, técnicamente precisa, clasificar de forma realista las oportunidades y limitaciones de las opciones terapéuticas modernas y ofrecer una perspectiva de la evolución en los próximos años.

Ojalá este libro ayude a concienciar sobre la artrosis como enfermedad tratable y refuerce la esperanza de una mejor calidad de vida, incluso para los enfermos más graves.

1. Introducción

1.1 Definición y diferenciación de la artrosis

La artrosis es la enfermedad degenerativa de las articulaciones más frecuente en todo el mundo y se caracteriza por una degradación progresiva y no inflamatoria del cartílago articular, que provoca un deterioro funcional y a menudo también un dolor considerable. A medida que la enfermedad progresa, no sólo provoca la destrucción del cartílago, sino también cambios en las estructuras articulares vecinas, en particular el hueso subcondral, la cápsula articular y los músculos y ligamentos circundantes. Estos procesos suelen ser irreversibles y tienen un impacto considerable en la calidad de vida de la persona afectada.

Diferenciar la artrosis de otras enfermedades articulares degenerativas es especialmente importante, ya que tanto los enfoques terapéuticos como el pronóstico pueden variar enormemente. Mientras que la osteoartritis está causada principalmente por la sobrecarga biomecánica y el desgaste relacionado con la edad, otras enfermedades, como la artritis reumatoide o la artropatía psoriásica, se caracterizan por procesos inflamatorios autoinmunes y sistémicos. La diferenciación de la osteonecrosis, en la que la alteración del flujo sanguíneo al hueso provoca daños articulares, también es esencial para el enfoque terapéutico.

La clasificación internacional se basa en las directrices de la Organización Mundial de la Salud (OMS) y se expresa formalmente en la versión actual de la Clasificación Internacional de

Enfermedades (CIE-11). En ella, la artrosis se resume bajo el código FA00-FA19 y se diferencia además según las articulaciones afectadas y los grados de gravedad.

1.2 Evolución histórica del tratamiento de la artrosis

El tratamiento de la artrosis tiene una larga y accidentada historia, estrechamente ligada al desarrollo general de la medicina. Ya en la antigüedad, estudiosos como Hipócrates y Galeno se preocuparon por el alivio del dolor articular. Las medidas terapéuticas de la época se limitaban principalmente a tratamientos sintomáticos, en particular el uso de extractos de hierbas, masajes y tratamientos térmicos.

Estos planteamientos se profundizaron en la Edad Media, aunque los conocimientos médicos permanecieron estancados y eclipsados por las ideas místico-religiosas. No fue hasta la llegada de la medicina científica en el siglo XIX cuando se empezó a comprender de forma sistemática las alteraciones artrósicas. El desarrollo de los equipos de rayos X permitió por primera vez el diagnóstico por imagen, que llegó al fondo de los cambios patológicos de la articulación.

Un hito importante fue la introducción de los antiinflamatorios no esteroideos a mediados del siglo XX, que permitieron un tratamiento sintomático eficaz de los procesos inflamatorios y el dolor . Paralelamente se desarrollaron los procedimientos quirúrgicos, inicialmente en forma de osteotomías conservadoras de la articulación y más tarde con la introducción de las endoprótesis. En las dos últimas décadas se ha producido un cambio de paradigma que se centra cada vez más en las terapias regenerativas y de biología molecular.

Este cambio es el resultado de un conocimiento más profundo de los complejos procesos moleculares y celulares que intervienen en la artrosis, lo que ha abierto nuevas perspectivas terapéuticas. En particular, los avances en la investigación con células madre, la medicina regenerativa y la terapia personalizada ofrecen enfoques prometedores que van más allá del mero tratamiento de los síntomas y podrían realmente ralentizar o incluso invertir parcialmente la progresión de la enfermedad.

1.3 Epidemiología e importancia socioeconómica

La artrosis es una de las enfermedades más comunes en todo el mundo. Según las encuestas epidemiológicas actuales, más de 500 millones de personas en todo el mundo están afectadas por esta enfermedad. La prevalencia es especialmente elevada en los países industrializados, lo que está estrechamente relacionado con el cambio demográfico y el aumento de factores de riesgo como la obesidad y la falta de ejercicio.

La distribución por edad y sexo muestra que las mujeres en edad posmenopáusica se ven afectadas con especial frecuencia, lo que se explica por los cambios hormonales y la menor protección de por los estrógenos. Mientras que las articulaciones de la cadera y la columna vertebral se ven especialmente afectadas en los hombres, las mujeres presentan una mayor prevalencia de artrosis de rodilla y muñeca.

La carga socioeconómica de la artrosis es considerable. Los costes directos se derivan del tratamiento médico, la hospitalización y las intervenciones quirúrgicas. También hay costes indirectos debidos a la incapacidad laboral, la jubilación anticipada y la pérdida de productividad. Los estudios estiman que los costes anuales para los sistemas sanitarios europeos se sitúan en torno a los dos dígitos de los miles de millones.

Además de las consecuencias económicas, la enfermedad tiene un impacto considerable en la calidad de vida de los afectados. El dolor crónico, la limitación de la movilidad y la pérdida de participación social que conlleva suelen ir acompañados de enfermedades mentales como la depresión y los trastornos de ansiedad. Por lo tanto, la artrosis no es sólo una enfermedad física, sino también un problema sociomédico que requiere un enfoque interdisciplinario del tratamiento.

1.4 Relevancia de los métodos de tratamiento innovadores en el contexto médico

En vista de la eficacia limitada y de los efectos secundarios, a veces considerables, de los métodos de tratamiento convencionales, cada vez es más fuerte la demanda de métodos de tratamiento innovadores, causalmente eficaces y tolerables a largo plazo. Las terapias convencionales, que se limitan en gran medida a aliviar el dolor y mejorar la movilidad, no ofrecen una solución sostenible a la progresión de la enfermedad.

La evolución demográfica, con un aumento continuo de los grupos de población de edad avanzada, también está dando lugar a un número creciente de pacientes multimórbidos que a menudo ya no son aptos para intervenciones quirúrgicas invasivas.

Los métodos de tratamiento innovadores dirigidos a las causas moleculares de la enfermedad abren perspectivas completamente nuevas. Estos incluyen principalmente procedimientos regenerativos como la terapia con células madre y genes, el uso selectivo de productos biológicos y anticuerpos monoclonales, así como el uso de modernos implantes biotecnológicos. Los métodos no invasivos, como el uso de aplicaciones digitales de salud, los programas de ejercicio personalizados y las terapias innovadoras contra el dolor, también están contribuyendo a mejorar los resultados del tratamiento.

A la luz de estos avances, la colaboración interdisciplinar entre ortopedia, reumatología, biología molecular, farmacología, medicina de rehabilitación y economía sanitaria es cada vez más importante. Sólo mediante un conocimiento exhaustivo de los procesos biológicos subyacentes y la consideración de las necesidades individuales de cada paciente podrá conseguirse un tratamiento sostenible y eficaz de la artrosis.

2. Fisiopatología y bases moleculares de la artrosis

2.1 Principios anatómicos y funcionales del cartílago articular

2.1.1 Estructura y propiedades del cartílago hialino

El cartílago hialino es la forma más común de tejido cartilaginoso en el cuerpo humano y cubre las superficies articulares de todas las articulaciones diartrodiales (móviles). Se caracteriza por una estructura lisa y vítrea que permite un movimiento de baja fricción de las superficies articulares.

La matriz extracelular, que constituye más del 95% del volumen del cartílago, está formada principalmente por colágeno de tipo II, proteoglicanos como el agrecano y una elevada concentración de agua. Esta matriz se divide en cuatro capas funcionalmente diferentes: la zona superficial, la zona de transición, la zona más profunda y la zona calcificada. Cada una de estas capas tiene una disposición específica de fibras de colágeno y una concentración diferente de condrocitos.

Las especiales propiedades biomecánicas del cartílago hialino, como su elasticidad bajo presión y su gran capacidad de carga, son el resultado de la compleja interacción entre las fibrillas de colágeno y la matriz rica en proteoglicanos, de gran viscosidad.

2.1.2 Función de la membrana sinovial y de la cápsula articular

La membrana sinovial, también conocida como sinovia, recubre la cavidad articular y produce líquido sinovial. Este líquido no sólo se encarga de lubricar las superficies articulares, sino que también es la única fuente de nutrientes para los condrocitos avasculares.

La cápsula articular rodea la articulación y estabiliza su estructura. Está formada por un aparato fibroso externo y una membrana sinovial interna. La integridad de la cápsula articular es crucial para mantener la presión intraarticular y garantizar la difusión de nutrientes en el cartílago.

2.2 Cambios fisiopatológicos en la artrosis

2.2.1 Degeneración del tejido cartilaginoso

El proceso patológico suele comenzar con un desequilibrio entre los procesos metabólicos catabólicos y anabólicos en el cartílago. La capacidad de los condrocitos para sintetizar nuevos componentes de la matriz disminuye, mientras que la degradación por las metaloproteinasas de la matriz y otras enzimas proteolíticas aumenta.

Microscópicamente, los primeros signos de degeneración son finas fisuras y una superficie rugosa del cartílago. A medida que avanza, se desarrollan fisuras más profundas, que pueden extenderse a la zona del cartílago calcificado y, por último, al hueso subcondral.

2.2.2 Cambios en el hueso subcondral

Con la pérdida de cartílago, el hueso subcondral queda directamente expuesto a tensiones mecánicas. Esto provoca una compactación reactiva del hueso, conocida como esclerosis subcondral.

Además, los quistes subcondrales se forman por la acumulación de líquido sinovial en zonas óseas debilitadas. Estos quistes contribuyen a la inestabilidad y a una mayor destrucción de la arquitectura articular.

2.2.3 Formación de osteofitos

Otro rasgo característico de la artrosis es la formación de osteofitos, excrecencias óseas en los bordes de la articulación. Se desarrollan como reacción biomecánica compensatoria del organismo para ampliar la superficie articular y distribuir mejor la carga.

Aunque los osteofitos pueden aumentar la estabilidad de la articulación a corto plazo, contribuyen a restringir la movilidad articular a largo plazo y suelen asociarse a una irritación dolorosa de los tejidos blandos circundantes.

2.3 Mecanismos moleculares de la degeneración del cartílago

2.3.1 Desequilibrio entre anabolismo y catabolismo

En un cartílago sano, existe un equilibrio dinámico entre los procesos anabólicos (formación) y catabólicos (degradación). En la artrosis, este equilibrio se altera considerablemente. Los procesos anabólicos, controlados por factores de crecimiento como el factor de crecimiento similar a la insulina 1 (IGF-1) y el factor de crecimiento transformante beta (TGF-β), se reducen o sus vías de señalización se desregulan.

Al mismo tiempo, dominan los mecanismos catabólicos que impulsan la degradación de la matriz extracelular. Estos procesos catabólicos son promovidos principalmente por citocinas proinflamatorias como la interleucina-1β (IL-1β) y el factor de necrosis tumoral-α (TNF-α), que desencadenan la sobreexpresión de metaloproteinasas de matriz (MMP) y ADAMTS (A Disintegrin And Metalloproteinase with Thrombospondin Motifs).

2.3.2 Papel de las metaloproteinasas de matriz (MMP)

Las metaloproteinasas de matriz son una familia de enzimas responsables de la degradación de la matriz extracelular. Las MMP-1, MMP-3 y MMP-13, en particular, desempeñan un papel central en la patogénesis de la osteoartritis. La

MMP-13, también conocida como colagenasa 3, es la enzima más importante en la degradación del colágeno de tipo II, el principal componente del cartílago.

En condiciones fisiológicas, la actividad de las MMP está controlada por los inhibidores tisulares de las metaloproteinasas (TIMP). En la artrosis, este equilibrio se altera, de modo que predomina la actividad catabólica y la matriz cartilaginosa se destruye cada vez más.

2.3.3 Apoptosis de condrocitos

La tasa de muerte celular programada de los condrocitos aumenta significativamente en la osteoartritis. La apoptosis se desencadena por diversos factores, como los factores de estrés oxidativo, las citoquinas proinflamatorias y la sobrecarga mecánica.

La pérdida de condrocitos es especialmente crítica, ya que son el único tipo celular del cartílago responsable del mantenimiento y la regeneración de la matriz. Con el aumento de la apoptosis de los condrocitos, la homeostasis de la matriz se deteriora irreversiblemente, acelerando aún más el proceso degenerativo.

2.4 Papel de los mediadores inflamatorios y las citoquinas

2.4.1 Factor de necrosis tumoral-α (TNF-α) e interleucina-1β (IL-1β).

Estas dos citocinas son los principales actores de la cascada inflamatoria de la osteoartritis. El TNF-α y la IL-1β promueven la producción de MMP y, al mismo tiempo, suprimen la síntesis de importantes componentes de la matriz, como el colágeno tipo II y el agrecano.

Ambas citoquinas activan también la vía de señalización NF-κB, que desempeña un papel clave en la regulación de la inflamación. A través de esta vía de señalización se activan numerosos genes proinflamatorios, que intensifican aún más el proceso inflamatorio y de degradación.

2.4.2 Participación de la interleucina-6 (IL-6) y la interleucina-17 (IL-17)

La IL-6 desempeña un papel decisivo en la mediación de los procesos inflamatorios sistémicos y contribuye a la diferenciación de las células T helper del tipo Th17, que a su vez inducen la producción de IL-17.

La IL-17 es una citocina fuertemente proinflamatoria que se ha observado que aumenta en el tejido articular en la osteoartritis. Promueve la formación de MMP, intensifica la reacción inflamatoria local y contribuye a la degradación del cartílago.

2.4.3 Importancia de la inflamación crónica de bajo grado

La "inflamación de bajo grado" describe una actividad inflamatoria persistente y subclínica que no alcanza la intensidad de la inflamación aguda, pero que, sin embargo, contribuye continuamente al daño tisular.

Esta forma de inflamación es característica de la artrosis y se mantiene gracias a la activación continua de las células sinoviales, los macrófagos y los condrocitos. La liberación continua de mediadores inflamatorios conduce a un proceso degenerativo autorreforzado que afecta tanto al cartílago como a la sustancia ósea.

2.5 Factores genéticos y epigenéticos influyentes

2.5.1 Identificación de factores genéticos de riesgo

La predisposición genética desempeña un papel importante en el desarrollo de la osteoartritis. Numerosos estudios de asociación del genoma completo (GWAS) han identificado variantes genéticas específicas que se asocian a un mayor riesgo de osteoartritis.

Los factores genéticos de riesgo más significativos incluyen polimorfismos en el gen COL2A1, que codifica el colágeno tipo II, un componente principal de la matriz del cartílago. Los cambios en este gen perjudican la estabilidad y resistencia del cartílago.

Otros genes relevantes son el ACAN, que regula la síntesis de agrecano, y el MMP13, responsable de la expresión de enzimas que degradan la matriz. Además, los genes que modulan la respuesta inflamatoria, como IL1B y TNFA, desempeñan un papel decisivo en la predisposición a la osteoartritis.

2.5.2 Papel de los microARN y regulación epigenética

Los mecanismos epigenéticos regulan la expresión de los genes sin modificar la secuencia del ADN. Las modificaciones epigenéticas más importantes incluyen la metilación del ADN, las modificaciones de las histonas y la actividad de los ARN no codificantes, en particular los microARN.

Los microARN son moléculas cortas de ARN que suprimen la traducción de determinados genes. En la investigación de la osteoartritis, los microARN-140 y microARN-146 revisten especial interés. Mientras que el microARN-140 tiene un efecto protector sobre la homeostasis del cartílago, el microARN-146 está relacionado con la regulación de los procesos inflamatorios y la inhibición de las enzimas catabólicas.

Los cambios en el patrón de metilación del ADN también conducen a la desregulación de genes importantes que son responsables de la síntesis de los componentes del cartílago y del control de las reacciones inflamatorias. Estos cambios epigenéticos son potencialmente reversibles, lo que los convierte en una prometedora diana terapéutica.

2.6 Importancia de las señales óseas subcondrales

2.6.1 Vascularización y angiogénesis en el hueso subcondral

El hueso subcondral sufre profundos cambios estructurales y funcionales en el curso de la artrosis. La angiogénesis, es decir, la formación de nuevos vasos sanguíneos, desempeña un papel fundamental en este proceso.

Estas zonas neovascularizadas suelen penetrar en el tejido cartilaginoso en degeneración y contribuyen no sólo a aumentar la inflamación, sino también la sensibilidad al dolor patológico. Paralelamente a la angiogénesis, se produce la neoinervación, es decir, la formación de nuevas fibras nerviosas, que intensifican aún más el mecanismo del dolor.

2.6.2 Mecanotransducción y procesos de remodelación ósea

La mecanotransducción describe el proceso por el que el estrés mecánico se convierte en señales bioquímicas que regulan la actividad de los osteoblastos y los osteoclastos.

Esta regulación finamente equilibrada se ve alterada en la osteoartritis. Una carga crónica incorrecta provoca un aumento de la actividad de los osteoclastos, que promueven la resorción ósea, mientras que al mismo tiempo la regeneración ósea osteoblástica es descoordinada y de calidad inferior.

El resultado es una esclerosis subcondral con alteración de la arquitectura ósea, que daña aún más el cartílago articular al perderse la función natural de amortiguación del hueso. Estos cambios conducen a una distribución anormal de la carga, lo que acelera aún más la degradación del cartílago.

2.7 Mecanismos del dolor en la artrosis

2.7.1 Componentes nociceptivos y neuropáticos del dolor

El dolor en la artrosis está causado tanto por mecanismos nociceptivos como neuropáticos. El dolor nociceptivo es el resultado de la estimulación directa de los receptores del dolor por la tensión mecánica y los mediadores inflamatorios en la membrana sinovial y la cápsula articular.

El dolor neuropático se produce cuando la degradación tisular progresiva y la angiogénesis provocan el crecimiento de nuevas fibras nerviosas en regiones que antes eran insensibles al dolor, como el cartílago degenerado y el hueso subcondral.

2.7.2 Sensibilización central y cronificación del dolor

El dolor crónico provoca un cambio neuroplástico en el sistema nervioso central, conocido como sensibilización central. Esta enfermedad se caracteriza por un aumento persistente de la excitabilidad de las células nerviosas de la médula espinal y el cerebro, lo que provoca un aumento de la sensibilidad al dolor (hiperalgesia) y una percepción del dolor en respuesta a estímulos no dolorosos (alodinia).

La sensibilización central desempeña un papel decisivo en la cronificación del dolor y hace que el tratamiento de la artrosis sea especialmente complejo, ya que los síntomas de dolor pueden persistir aunque ya se haya tratado el daño estructural.

2.7.3 Papel de los procesos neuroinflamatorios

Los procesos neuroinflamatorios son inflamaciones del sistema nervioso desencadenadas por la activación de células microgliales y astrocitos en la médula espinal y el cerebro.

Estas células liberan citoquinas proinflamatorias, que aumentan aún más la excitabilidad de las células nerviosas e incrementan la sensibilidad al dolor.

Estos mecanismos explican por qué los analgésicos que sólo tienen un efecto periférico suelen proporcionar un alivio insuficiente en la artrosis crónica. Por lo tanto, una terapia eficaz del dolor debe abordar también los mecanismos centrales de acción y tener un enfoque multimodal.

2.8 Bibliografía (Capítulos 1 y 2)

Altman, R. D., & Gold, G. E. (2007). Atlas of Individual Radiographic Features in Osteoarthritis, Revised. *Osteoarthritis and Cartilage*, 15, A1-A56.
https://doi.org/10.1016/j.joca.2006.11.009

Bijlsma, J. W., Berenbaum, F., & Lafeber, F. P. (2011). Osteoartritis: Una actualización con relevancia para la práctica clínica. *The Lancet*, 377(9783), 2115-2126. https://doi.org/10.1016/S0140-6736(11)60243-2

Blagojevic, M., Jinks, C., Jeffery, A., & Jordan, K. P. (2010). Risk factors for onset of osteoarthritis of the knee in older adults: A systematic review and meta-analysis. *Osteoarthritis and Cartilage*, 18(1), 24-33. https://doi.org/10.1016/j.joca.2009.08.010

Berenbaum, F. (2013). La osteoartritis como enfermedad inflamatoria (¡la osteoartritis no es osteoartrosis!). *Osteoarthritis and Cartilage*, 21(1), 16-21. https://doi.org/10.1016/j.joca.2012.11.012

Buckwalter, J. A., & Mankin, H. J. (1998). Articular cartilage: Tissue design and chondrocyte-matrix interactions. *Instructional Course Lectures*, 47, 477-486.

Dieppe, P. A., y Lohmander, L. S. (2005). Pathogenesis and management of pain in osteoarthritis (Patogénesis y tratamiento del dolor en la osteoartritis). *The Lancet*, 365(9463), 965-973. https://doi.org/10.1016/S0140-6736(05)71086-2

Felson, D. T., & Neogi, T. (2018). Osteoartritis: ¿Es una enfermedad del cartílago o del hueso? *Arthritis & Rheumatology*, 70(4), 626-631. https://doi.org/10.1002/art.40423

Glyn-Jones, S., Palmer, A. J., Agricola, R., Price, A. J., Vincent, T. L., Weinans, H., & Carr, A. J. (2015). Osteoarthritis. *The Lancet*, 386(9991), 376-387. https://doi.org/10.1016/S0140-6736(14)60802-3

Goldring, M. B., & Goldring, S. R. (2007). Osteoarthritis. *Journal of Cellular Physiology*, 213(3), 626-634. https://doi.org/10.1002/jcp.21258

Hunter, D. J., & Bierma-Zeinstra, S. (2019). Osteoartritis. *The Lancet*, 393(10182), 1745-1759. https://doi.org/10.1016/S0140-6736(19)30417-9

Loeser, R. F., Goldring, S. R., Scanzello, C. R., & Goldring, M. B. (2012). Osteoartritis: Una enfermedad de la articulación como órgano. *Arthritis & Rheumatism*, 64(6), 1697-1707. https://doi.org/10.1002/art.34453

Lotz, M., Loeser, R. F. (2012). Efectos del envejecimiento en la homeostasis del cartílago articular. *Bone*, 51(2), 241-248. https://doi.org/10.1016/j.bone.2012.03.023

Neogi, T. (2013). La epidemiología y el impacto del dolor en la osteoartritis. *Osteoarthritis and Cartilage*, 21(9), 1145-1153. https://doi.org/10.1016/j.joca.2013.03.018

Sandell, L. J., & Aigner, T. (2001). Cartílago articular y cambios en la artritis: Biología celular de la artrosis. *Arthritis Research*, 3(2), 107-113. https://doi.org/10.1186/ar148

Sharma, L. (2021). Osteoartritis de la rodilla. *The New England Journal of Medicine*, 384(1), 51-59. https://doi.org/10.1056/NEJMcp1903768

Vincent, T. L. (2019). Mecanoadaptación y mecanosignalización en la osteoartritis. *Current Opinion in Rheumatology*, 31(1), 80-85. https://doi.org/10.1097/BOR.0000000000000567

Zhu, S., Zhu, J., Zhen, G., Hu, Y., An, S., Li, Y., & Qin, L. (2019). Remodelación ósea subcondral en la osteoartritis: Nuevas dianas terapéuticas para detener la progresión de la enfermedad. *Bone Research*, 7(1), 1-15. https://doi.org/10.1038/s41413-019-0050-x

3. Clasificación y procedimientos de diagnóstico

3.1 Clasificación de la artrosis según su localización y gravedad

3.1.1 Clasificación según Kellgren y Lawrence

La clasificación de Kellgren y Lawrence es el sistema radiológico más utilizado en todo el mundo para clasificar la gravedad de la artrosis. Se desarrolló en 1957 y se basa en la extensión de los cambios degenerativos visibles en las radiografías de las articulaciones afectadas.

El sistema consta de cinco grados:

- Grado 0: Sin signos radiológicos de artrosis.

- Grado 1: Dudoso estrechamiento menor del espacio articular y posible formación de osteofitos.

- Grado 2: Osteofitos significativos y posible estrechamiento incipiente del espacio articular.

- Grado 3: Estrechamiento moderado del espacio articular, osteofitos múltiples, posible esclerosis del hueso subcondral.

- Grado 4: Destrucción articular grave con estrechamiento pronunciado del espacio articular, grandes osteofitos y esclerosis, deformación de las superficies articulares.

Esta clasificación es especialmente importante para los estudios epidemiológicos, ya que ofrece comparaciones estandarizadas. Sin embargo, no tiene en cuenta los síntomas clínicos ni las limitaciones funcionales del paciente.

3.1.2 Importancia clínica de los estadios temprano, medio y tardío

La categorización en estadios tempranos, medios y tardíos se ha establecido en la práctica clínica, ya que permite una selección diferenciada de las medidas terapéuticas.

- En las fases iniciales, a menudo sólo se producen pequeños cambios estructurales en el cartílago, que no siempre se asocian clínicamente con dolor. En esta fase, hay más posibilidades de influir positivamente en la evolución de la enfermedad mediante medidas conservadoras y enfoques terapéuticos regenerativos.

- En la fase media, los cambios degenerativos son ya más pronunciados. La capa cartilaginosa se reduce significativamente y pueden detectarse los primeros osteofitos y esclerosis subcondral. Los pacientes refieren cada vez más dolor dependiente de la carga y restricción del movimiento.

- En la fase avanzada, la estructura articular está gravemente dañada. El espacio articular está muy estrechado o ya no es reconocible, la formación de osteofitos es pronunciada y la deformación ósea está avanzada. Esta fase se caracteriza por dolor permanente, dolor en reposo y una considerable restricción de la movilidad. La intervención quirúrgica suele ser la única indicación que queda.

3.2 Procedimientos de imagen

3.2.1 Radiografía convencional: indicaciones y limitaciones

La radiografía convencional sigue siendo el examen estándar para el diagnóstico inicial de la artrosis. Permite evaluar el estrechamiento del espacio articular, la formación de osteofitos, la esclerosis subcondral y los quistes subcondrales.

Sus ventajas radican en su amplia disponibilidad, bajo coste y evaluación estandarizada. Las limitaciones son que no se pueden detectar los daños tempranos del cartílago ni los cambios en los tejidos blandos. Sobre todo en las primeras fases de la artrosis, las radiografías suelen ser poco llamativas, aunque ya se hayan producido daños estructurales en el cartílago.

3.2.2 Resonancia magnética: visualización del cartílago y diagnóstico precoz

La resonancia magnética (RM) es el método de referencia para el diagnóstico precoz de la artrosis, ya que permite obtener imágenes detalladas tanto de las estructuras articulares como de los tejidos blandos.

Las técnicas modernas de IRM, como el mapeo T2 y la tecnología dGEMRIC, permiten evaluar cuantitativamente la calidad del cartílago y su composición bioquímica. Esto significa que la pérdida de proteoglicanos en el cartílago puede detectarse en una fase temprana, antes de que los cambios morfológicos se hagan visibles.

La RM es especialmente adecuada para evaluar la sinovitis, el edema óseo subcondral y la integridad de la cápsula articular. Estos hallazgos tienen importancia pronóstica, ya que proporcionan información sobre la progresión de la enfermedad.

3.2.3 Tomografía computarizada: análisis de las estructuras subcondrales

La tomografía computarizada (TC) se utiliza principalmente para la evaluación detallada del hueso subcondral, sobre todo en el caso de deformidades articulares complejas o de planificación preoperatoria.

La TC de alta resolución puede utilizarse para visualizar con precisión la arquitectura tridimensional de la articulación. La artrografía por TC, en la que se inyecta un medio de contraste directamente en la articulación, también permite visualizar con precisión los daños en el cartílago y las lesiones de menisco, sobre todo en la articulación de la rodilla.

3.2.4 Ecografía: diagnóstico de tejidos blandos y detección de derrames articulares.

La ecografía es una valiosa herramienta diagnóstica para evaluar los cambios en los tejidos blandos, los derrames y la inflamación sinovial.

Las modernas sondas de alta frecuencia permiten detectar con fiabilidad derrames articulares, quistes de Baker, engrosamientos sinoviales y osteofitos. La técnica Power Doppler también permite visualizar la vascularización sinovial y, por tanto, evaluar la actividad inflamatoria.

Una gran ventaja de los ultrasonidos es la posibilidad de realizar exámenes dinámicos con movimientos funcionales y su uso como guía para las inyecciones intraarticulares.

3.3 Diagnóstico de laboratorio e investigación de biomarcadores

3.3.1 Marcadores de inflamación: PCR, interleucinas

Aunque la artrosis se considera principalmente una enfermedad degenerativa, los procesos inflamatorios sistémicos y locales son importantes factores que influyen en el curso de la enfermedad. En el diagnóstico de laboratorio, la determinación de la proteína C reactiva (PCR) desempeña un papel importante, sobre todo para diferenciarla de las enfermedades reumáticas inflamatorias.

Los valores elevados de PCR indican procesos inflamatorios activos, pero la PCR en la artrosis suele estar sólo ligeramente elevada o dentro del rango normal, incluso en caso de inflamación sinovial florida.

Además, cada vez es más importante la determinación de citocinas específicas como la interleucina-1β (IL-1β), la interleucina-6 (IL-6) y el factor de necrosis tumoral-α (TNF-α).

Estos marcadores suelen elevarse localmente en el tejido sinovial y el líquido sinovial, lo que permite extraer conclusiones sobre la actividad inflamatoria de la articulación.

3.3.2 Productos específicos de degradación de cartílago y hueso (COMP, CTX-II).

Un objetivo central de la investigación moderna sobre la artrosis es el establecimiento de biomarcadores que permitan el diagnóstico precoz, la evaluación de la progresión de la enfermedad y la valoración de los efectos del tratamiento.

La proteína de la matriz oligomérica del cartílago (COMP) es un importante marcador de la degeneración del cartílago. Los niveles elevados de COMP en sangre se correlacionan con el grado de degeneración del cartílago y la progresión de la enfermedad.

Otro biomarcador importante es el telopéptido C del colágeno de tipo II (CTX-II), que indica la degradación del colágeno de tipo II en el cartílago. Unos niveles elevados de CTX-II en orina o suero indican un proceso degenerativo activo.

Aunque estos biomarcadores aún están en fase de validación científica, podrían convertirse en herramientas importantes para el tratamiento personalizado de la artrosis en un futuro próximo.

3.3.3 Perspectivas futuras del diagnóstico personalizado

Los futuros diagnósticos se basarán cada vez más en perfiles de biomarcadores individualizados para proporcionar información precisa sobre el pronóstico y la respuesta individual al tratamiento.

Además de las proteínas, también se utilizan marcadores genéticos y epigenéticos como los microARN y los perfiles de metabolitos. La vinculación de estos datos en el sentido de un análisis multiómico (genómica, proteómica, metabolómica) permitirá una planificación terapéutica individualizada que pueda influir específicamente en el curso de la enfermedad.

3.4 Diagnóstico funcional y pruebas clínicas

3.4.1 Análisis de la marcha y diagnóstico del movimiento

Los diagnósticos funcionales desempeñan un papel importante en la evaluación de la artrosis, ya que proporcionan datos objetivos sobre el estrés biomecánico y los patrones de movimiento.

El análisis instrumental de la marcha utiliza placas de presión, sistemas de análisis del movimiento en 3D y tecnología de sensores para registrar con precisión parámetros de la marcha como la longitud de la zancada, las fases de apoyo, las asimetrías y las cargas articulares.

El análisis de la marcha tiene especial relevancia clínica a la hora de evaluar la ganancia funcional postoperatoria o de reconocer una carga compensatoria incorrecta.

3.4.2 Pruebas de función clínica: WOMAC, índice de Lequesne

El registro normalizado de los síntomas, las limitaciones funcionales y la calidad de vida se realiza mediante puntuaciones clínicas validadas.

El Índice de Osteoartritis de las Universidades Western Ontario y McMaster (WOMAC) es el cuestionario internacional más utilizado para medir el dolor, la rigidez articular y la función física.

El Índice de Lequesne es otra puntuación establecida que se utiliza específicamente para registrar las limitaciones funcionales en la artrosis de cadera y rodilla. Estas pruebas son fáciles de usar, reproducibles y se utilizan tanto en la práctica clínica habitual como en estudios científicos.

3.4.3 Punción articular y análisis del líquido sinovial

La punción de una articulación afectada puede perseguir objetivos tanto diagnósticos como terapéuticos.

El análisis del líquido sinovial proporciona información valiosa sobre el grado de inflamación y el mecanismo de la enfermedad. Se analizan los siguientes parámetros:

- Recuento y diferenciación celular (para diferenciar entre procesos infecciosos e inflamatorios)
- Viscosidad del líquido sinovial
- Detección de cristales (para el diagnóstico diferencial de gota o pseudogota)
- Análisis bioquímico de la inflamación y los productos de degradación

La punción articular también puede utilizarse terapéuticamente para aliviar grandes derrames o como preparación para inyecciones intraarticulares.

3.5 Uso de la inteligencia artificial en el diagnóstico

3.5.1 Análisis de imágenes asistido por IA

La inteligencia artificial (IA) está revolucionando cada vez más el diagnóstico radiológico de la artrosis. Se utilizan algoritmos de aprendizaje profundo para analizar automáticamente los datos de las imágenes, lo que se traduce en una mayor precisión diagnóstica y un análisis más rápido.

Los programas asistidos por IA son capaces de detectar incluso cambios sutiles en la estructura articular que apenas son visibles para el observador humano. También pueden producir análisis cuantitativos del grosor del cartílago, el espacio articular y la formación de osteofitos que son objetivamente reproducibles.

3.5.2 Modelos predictivos de la progresión de la enfermedad

Un campo clave de aplicación de la IA es el desarrollo de modelos predictivos que puedan hacer pronósticos sobre el curso individual de una enfermedad a partir de grandes cantidades de datos y complejos procedimientos estadísticos.

Estos modelos integran datos de imagen, parámetros clínicos, perfiles de biomarcadores e información genética. Sobre esta base, pueden crearse análisis de riesgo personalizados que permitan intervenir precozmente en pacientes especialmente expuestos.

3.5.3 Oportunidades y limitaciones del diagnóstico digital

La integración de la IA en el diagnóstico médico ofrece enormes oportunidades, sobre todo en lo que respecta a la mejora del diagnóstico precoz y la optimización de las decisiones terapéuticas personalizadas.

Sin embargo, también existen limitaciones. La calidad de los análisis de IA depende en gran medida de la calidad y variedad de los datos subyacentes. Además, hay que aclarar cuestiones éticas relativas a la seguridad de los datos, su protección y la responsabilidad de las decisiones médicas.

El futuro requerirá una estrecha interacción entre el hombre y la máquina, con la IA apoyando a los médicos, pero no sustituyéndolos.

3. Bibliografía (Capítulo 3)

Altman, R. D., & Gold, G. E. (2007). Atlas of Individual Radiographic Features in Osteoarthritis, Revised. *Osteoarthritis and Cartilage*, 15(Supplement A), A1-A56. https://doi.org/10.1016/j.joca.2006.11.009

Buckland-Wright, C. (2004). Subchondral bone changes in hand and knee osteoarthritis detected by radiography. *Osteoarthritis and Cartilage*, 12(Supplement A), S10-S19. https://doi.org/10.1016/j.joca.2003.10.017

Crema, M. D., Roemer, F. W., & Guermazi, A. (2011). Técnicas de imagen para la artrosis. *Best Practice & Research Clinical Rheumatology*, 24(6), 771-788. https://doi.org/10.1016/j.berh.2010.11.005

Felson, D. T., McLaughlin, S., Goggins, J., et al. (2003). Bone marrow edema and its relation to progression of knee osteoarthritis. *Annals of Internal Medicine*, 139(5_Part_1), 330-336. https://doi.org/10.7326/0003-4819-139-5_Part_1-200309020-00007

Hunter, D. J., & Bierma-Zeinstra, S. (2019). Osteoartritis. *The Lancet*, 393(10182), 1745-1759. https://doi.org/10.1016/S0140-6736(19)30417-9

Kellgren, J. H., y Lawrence, J. S. (1957). Evaluación radiológica de la osteoartrosis. *Annals of the Rheumatic Diseases*, 16(4), 494-502. https://doi.org/10.1136/ard.16.4.494

Knoop, J., van der Leeden, M., van der Esch, M., et al. (2011). Association of lower muscle strength with self-reported knee instability in osteoarthritis of the knee: Results from the Amsterdam Osteoarthritis Cohort. *Arthritis Care & Research*, 63(1), 31-38. https://doi.org/10.1002/acr.20339

Loeser, R. F. (2010). Cambios relacionados con la edad en el sistema musculoesquelético y el desarrollo de la osteoartritis. *Clinics in Geriatric Medicine*, 26(3), 371-386. https://doi.org/10.1016/j.cger.2010.03.002

McAlindon, T. E., Driban, J. B., Henrotin, Y., et al. (2014). Biomarcadores para la osteoartritis: Estado actual y perspectivas para el futuro. *Annals of the Rheumatic Diseases*, 73(1), 8-14. https://doi.org/10.1136/annrheumdis-2013-203726

Neogi, T. (2013). La epidemiología y el impacto del dolor en la osteoartritis. *Osteoarthritis and Cartilage*, 21(9), 1145-1153. https://doi.org/10.1016/j.joca.2013.03.018

Roemer, F. W., Eckstein, F., Hayashi, D., et al. (2014). El papel de la imagen en la osteoartritis. *Best Practice & Research Clinical Rheumatology*, 28(1), 31-60. https://doi.org/10.1016/j.berh.2014.01.001

Schiphof, D., van Middelkoop, M., de Klerk, B. M., et al. (2013). La validez de las definiciones radiográficas para la osteoartritis de rodilla: La influencia de las características clínicas. *Osteoarthritis and Cartilage*, 21(8), 1100-1106. https://doi.org/10.1016/j.joca.2013.05.004

Vincent, T. L., y Watt, F. M. (2014). Osteoarthritis. *Medicine*, 42(4), 187-190. https://doi.org/10.1016/j.mpmed.2014.01.006

Zhao, X., Shah, D., Gandhi, K., Wei, W., & Dwibedi, N. (2019). Carga clínica, humanística y económica de osteoartritis entre adultos no institucionalizados en los Estados Unidos. *Osteoarthritis and Cartilage*, 27(11), 1618-1626. https://doi.org/10.1016/j.joca.2019.07.006

4. Métodos de tratamiento convencionales: una valoración crítica

4.1 Terapia farmacológica

4.1.1 Antiinflamatorios no esteroideos (AINE): Mecanismos de acción y riesgos

Los AINE son los fármacos más utilizados para el tratamiento sintomático de la artrosis. Actúan principalmente inhibiendo las enzimas ciclooxigenasas (COX-1 y COX-2), lo que suprime la síntesis de prostaglandinas, mediadores centrales del dolor y la reacción inflamatoria.

Mientras que la COX-1 regula principalmente funciones fisiológicas en el tracto gastrointestinal, los riñones y la coagulación sanguínea, la COX-2 es la principal responsable de la respuesta inflamatoria.

Los inhibidores selectivos de la COX-2 (p. ej., celecoxib, etoricoxib) se desarrollaron para minimizar los efectos secundarios gastrointestinales de los AINE no selectivos (p. ej., ibuprofeno, diclofenaco, naproxeno). No obstante, su uso a largo plazo sigue siendo problemático.

Los efectos secundarios más frecuentes son

- Molestias gastrointestinales hasta úlceras y hemorragias
- Riesgos cardiovasculares, especialmente con inhibidores selectivos de la COX-2

- Daños renales y trastornos electrolíticos
- Mayor riesgo de eventos tromboembólicos

Por lo tanto, los AINE sólo deben utilizarse cuando estén claramente indicados, en la dosis eficaz más baja posible y durante el periodo de tiempo más breve posible.

4.1.2 Inyecciones de corticosteroides: Indicaciones y efectos a largo plazo

Los corticosteroides suelen inyectarse intraarticularmente para aliviar los episodios inflamatorios agudos y el dolor. Tienen un fuerte efecto antiinflamatorio al inhibir la fosfolipasa A2 y, por tanto, la cascada del ácido araquidónico.

Las indicaciones típicas son

- Inflamación sinovial aguda con formación de derrame
- Inflamación reactiva debida a sobrecarga mecánica
- Corto plazo hasta que otras terapias surtan efecto

A largo plazo, las inyecciones de corticoesteroides deben considerarse de forma crítica. Los estudios demuestran que tienen un efecto negativo en la estructura del cartílago con el uso repetido y pueden acelerar la progresión de la artrosis. Por lo tanto, el número de inyecciones de por articulación debe limitarse a un máximo de tres o cuatro al año.

4.1.3 Opiáceos: uso para el dolor crónico y problemas de dependencia.

Para el dolor crónico intenso que ya no responde a otras medidas, se utilizan opiáceos débiles y fuertes.

Los preparados más utilizados son

- Opiáceos débiles: tramadol, tilidina
- Opiáceos fuertes: oxicodona, morfina, fentanilo

El efecto se consigue mediante la unión a los receptores opioides μ, κ y δ del sistema nervioso central, lo que modula la percepción del dolor.

A pesar de su eficacia para aliviar el dolor, el uso de opiáceos es problemático debido a:

- Alto riesgo de dependencia y abuso
- Desarrollo de tolerancia y aumento de la dosis
- Efectos secundarios como náuseas, estreñimiento, mareos, deterioro cognitivo y depresión respiratoria.

Por lo tanto, los opiáceos sólo deben utilizarse como parte de un programa multimodal de tratamiento del dolor y bajo estrecha supervisión médica.

4.1.4 Sustancias condroprotectoras: Glucosamina, condroitín sulfato - base de la evidencia

La glucosamina y el condroitín sulfato se comercializan como condroprotectores. Su objetivo es favorecer la regeneración del cartílago e inhibir la degradación de la matriz extracelular.

Sin embargo, las pruebas al respecto son contradictorias. Aunque algunos estudios muestran una ligera mejoría del dolor y la función, los estudios de gran tamaño y calidad metodológica no pudieron demostrar ningún beneficio clínico significativo.

A pesar de su eficacia limitada, estas sustancias siguen siendo populares debido a su favorable perfil de efectos secundarios, especialmente entre los pacientes que desean evitar el tratamiento farmacológico a largo plazo con AINE.

4.2 Medidas físicas y fisioterapéuticas

4.2.1 Terapias clásicas del movimiento

El ejercicio regular es una piedra angular de la terapia de la artrosis. El entrenamiento específico puede mejorar la función articular, aumentar la fuerza muscular y favorecer la estabilidad articular.

Las formas de formación recomendadas son

- Entrenamiento de resistencia que sea suave para las articulaciones (por ejemplo, ciclismo, natación)

- Ejercicios de fortalecimiento de los músculos estabilizadores de las articulaciones
- Ejercicios de movilización para mantener la amplitud de movimiento

Un programa individual de ejercicios adaptado a la gravedad de la artrosis es crucial para evitar sobrecargar la articulación.

4.2.2 Terapia manual y movilización articular

La terapia manual incluye técnicas de movilización específicas para mejorar la movilidad articular y reducir la tensión muscular.

Las movilizaciones pasivas se utilizan para aflojar las adherencias de la cápsula articular, estimular el metabolismo de la articulación y aliviar el dolor. Sin embargo, estas técnicas sólo deben ser realizadas por terapeutas especialmente formados.

4.2.3. Aplicaciones de electroterapia y ultrasonidos

Para aliviar el dolor se utilizan procedimientos electroterapéuticos como la estimulación nerviosa eléctrica transcutánea (TENS).

Los impulsos de corriente de baja frecuencia modulan la conducción del dolor en la médula espinal y favorecen la liberación de endorfinas producidas de forma natural en el organismo.

La terapia de ultrasonidos se utiliza para favorecer la circulación sanguínea localizada y estimular la regeneración celular en los tejidos dañados. La eficacia de estos procedimientos es científicamente controvertida, pero siguen utilizándose en la práctica, sobre todo como medida complementaria.

4.2.4 Efecto de la acuaterapia y el ejercicio controlado

La acuaterapia utiliza las fuerzas de flotación del agua para permitir un entrenamiento favorable para las articulaciones al tiempo que alivia el peso corporal.

La presión hidrostática y la temperatura del agua también favorecen la circulación sanguínea y reducen la tensión muscular.

El ejercicio controlado como parte de la terapia de movimiento funcional es esencial para prevenir el desequilibrio muscular y una mayor deformidad articular.

4.3 Intervenciones quirúrgicas

4.3.1 Artroscopia (artroscopia): Indicación y evidencia

Durante muchos años, la artroscopia fue un procedimiento muy utilizado para tratar las lesiones del cartílago y eliminar los cuerpos libres de la articulación.

Sin embargo, las directrices y los estudios actuales muestran que los beneficios de los procedimientos artroscópicos para la artrosis degenerativa son limitados.

Por lo tanto, la indicación debe hacerse de forma muy crítica. Es útil sobre todo para

- Bloqueo mecánico de los cuerpos libres de las articulaciones
- Lesiones de menisco con molestias mecánicas
- Daño localizado del cartílago en articulaciones por lo demás sanas

4.3.2 Osteotomía y operaciones de preservación articular

Las osteotomías sirven para aliviar biomecánicamente la zona articular afectada corrigiendo el eje articular.

Los procedimientos habituales son

- Osteotomías valguizantes o de reposicionamiento en varo para la gonartrosis
- Osteotomías pélvicas para la coxartrosis incipiente

Estos procedimientos están especialmente indicados para pacientes jóvenes con carga articular unilateral, con el fin de retrasar la sustitución articular el mayor tiempo posible.

4.3.3 Artroplastia: materiales, durabilidad y complicaciones

La implantación de una articulación artificial es el último recurso en casos de artrosis grave.

Las endoprótesis modernas están fabricadas con materiales muy resistentes, como aleaciones de titanio, cerámica y polietileno altamente reticulado. La durabilidad de las prótesis actuales oscila entre 15 y 20 años para las endoprótesis de cadera y rodilla, en algunos casos incluso más.

Las posibles complicaciones incluyen:

- Infecciones (infecciones de prótesis)
- Aflojamiento de la prótesis
- Complicaciones tromboembólicas
- Luxaciones con prótesis de cadera

La elección del implante óptimo y la preparación preoperatoria tienen una influencia decisiva en el resultado a largo plazo.

4.4 Limitaciones y efectos secundarios de las terapias convencionales

4.4.1 Insuficiente control del dolor y mantenimiento de la función

A pesar de la terapia farmacológica y física intensiva, el control del dolor sigue siendo inadecuado en muchos pacientes. Sobre todo en las fases avanzadas de la artrosis, a menudo no es posible aliviar el dolor de forma permanente y recuperar la calidad de vida.

El mero tratamiento de los síntomas sin influir en la progresión de la enfermedad es una de las principales deficiencias de los enfoques terapéuticos convencionales.

4.4.2 Efectos secundarios y complicaciones inducidos por fármacos

Los tratamientos farmacológicos a largo plazo están asociados a efectos secundarios considerables.

Los problemas típicos son:

- Complicaciones gastrointestinales (gastropatía por AINE)
- Mayor riesgo de infarto de miocardio e ictus con los inhibidores de la COX-2
- Daño renal debido al uso crónico de AINE
- Dependencia de opiáceos y efectos secundarios cognitivos

Estos efectos secundarios limitan considerablemente la aplicabilidad a largo plazo del tratamiento farmacológico.

4.4.3 Cargas económicas y lagunas en la oferta

Los costes de tratamiento de las terapias convencionales son considerables y representan una carga significativa para los sistemas sanitarios.

Las intervenciones quirúrgicas en particular, como las artroplastias, ocasionan elevados costes directos, mientras que la incapacidad laboral y la jubilación anticipada generan considerables costes indirectos.

Al mismo tiempo, existen lagunas considerables en la atención, sobre todo en el ámbito del diagnóstico precoz y el uso generalizado de terapias no farmacológicas basadas en la evidencia.

4.5 Bibliografía (Capítulo 4)

Bjordal, J. M., Johnson, M. I., Lopes-Martins, R. A., et al. (2007). Short-term efficacy of physical interventions in osteoarthritic knee pain (Eficacia a corto plazo de las intervenciones físicas en el dolor osteoartrítico de rodilla). *Osteoarthritis and Cartilage*, 15(9), 957-963.
https://doi.org/10.1016/j.joca.2007.02.011

Bannuru, R. R., Osani, M. C., Vaysbrot, E. E., et al. (2019). Directrices OARSI para el manejo no quirúrgico de la osteoartritis de rodilla, cadera y poliarticular. *Osteoarthritis and Cartilage*, 27(11), 1578-1589.
https://doi.org/10.1016/j.joca.2019.06.011

Chou, R., Deyo, R., Friedly, J., et al. (2015). Tratamientos no invasivos para el dolor lumbar. *Agencia de Investigación y Calidad Sanitarias (EE. UU.).*

Conaghan, P. G., Dickson, J., & Grant, R. L. (2008). Care and management of osteoarthritis in adults: Summary of NICE guidance. *BMJ,* 336(7642), 502-503. https://doi.org/10.1136/bmj.39490.608009.AD

Dagenais, S., Haldeman, S., & Wooley, J. R. (2011). Evidence-informed management of chronic low back pain with prescription medications. *The Spine Journal,* 11(8), 739-760. https://doi.org/10.1016/j.spinee.2011.06.002

Hochberg, M. C., Altman, R. D., April, K. T., et al. (2012). American College of Rheumatology 2012 recommendations for the use of nonpharmacologic and pharmacologic therapies in osteoarthritis of the hand, hip, and knee. *Arthritis Care & Research,* 64(4), 465-474. https://doi.org/10.1002/acr.21596

McAlindon, T. E., Bannuru, R. R., Sullivan, M. C., et al. (2014). Directrices OARSI para el tratamiento no quirúrgico de la osteoartritis de rodilla. *Osteoarthritis and Cartilage,* 22(3), 363-388. https://doi.org/10.1016/j.joca.2014.01.003

Mills, K., Hunt, M. A., & Ferber, R. (2013). Biomechanical deviations during level walking associated with knee osteoarthritis: A systematic review and meta-analysis. *Arthritis Care & Research,* 65(10), 1643-1665. https://doi.org/10.1002/acr.22015

Roubille, C., Martel-Pelletier, J., Raynauld, J. P., et al. (2015). Nuevas dianas terapéuticas en la osteoartritis. *Nature Reviews Rheumatology*, 11(11), 639-648. https://doi.org/10.1038/nrrheum.2015.135

Wieland, L. S., Skoetz, N., Pilkington, K., Vempati, R., D'Adamo, C. R., & Berman, B. M. (2017). Tratamiento con yoga para el dolor lumbar crónico inespecífico (Revisión Cochrane traducida). *Base de datos Cochrane de revisiones sistemáticas*, (1). https://doi.org/10.1002/14651858.CD010671.pub2

Zhang, W., Nuki, G., Moskowitz, R. W., et al. (2010). OARSI recommendations for the management of hip and knee osteoarthritis: Part III: Changes in evidence following systematic cumulative update of research published through January 2009. *Osteoarthritis and Cartilage*, 18(4), 476-499. https://doi.org/10.1016/j.joca.2010.01.013

5. Nuevos enfoques terapéuticos farmacológicos

5.1 Desarrollo de agentes antiinflamatorios selectivos

5.1.1 Inhibidores de la COX-2 de nueva generación

La inhibición selectiva de la enzima **ciclooxigenasa-2 (COX-2)** representa un hito importante en la farmacoterapia sintomática de la artrosis. Esta enzima desempeña un papel central en la síntesis de prostaglandinas proinflamatorias, que intervienen de forma significativa en el desarrollo del dolor y las reacciones inflamatorias en la articulación artrósica. A diferencia de los **antiinflamatorios no esteroideos (AINE)** clásicos y no selectivos, que bloquean tanto la COX-1 como la COX-2, los inhibidores de la COX-2 se desarrollaron específicamente para lograr la inhibición más específica de los mediadores inflamatorios sin afectar negativamente a las funciones protectoras de la COX-1, por ejemplo en la mucosa gástrica o la función plaquetaria.

La inhibición de la COX-1 por los AINE tradicionales se asocia a una serie de efectos secundarios indeseables, en particular úlceras gastrointestinales, hemorragias gastrointestinales y deterioro de la función renal. Estos efectos secundarios representan un riesgo terapéutico considerable en un grupo de pacientes mayoritariamente de edad avanzada, que a menudo presenta una constitución multimórbida. La inhibición selectiva de la COX-2 aborda este problema manteniendo los efectos analgésicos y antiinflamatorios al tiempo que reduce significativamente la toxicidad gastrointestinal.

Los representantes modernos de este grupo de fármacos son, en particular, **el celecoxib**, **el etoricoxib** y **el parecoxib**. En estudios clínicos, estos principios activos han demostrado una reducción significativa del dolor relacionado con la artrosis y un control eficaz de los procesos inflamatorios en la articulación. Además, estudios comparativos directos con AINE no selectivos han demostrado una menor incidencia de complicaciones gastrointestinales, lo que hace que el uso de estos preparados resulte especialmente atractivo en pacientes con enfermedades gastrointestinales conocidas o un mayor riesgo de hemorragias.

No obstante, el uso de inhibidores de la COX-2 no está exento de problemas. Numerosos estudios epidemiológicos y clínicos indican que estas sustancias pueden aumentar el riesgo de **complicaciones cardiovasculares** graves. Entre ellas figuran, en particular, los **infartos de miocardio**, los **accidentes cerebrovasculares** y **los episodios tromboembólicos**. Los mecanismos fisiopatológicos exactos de estos efectos secundarios aún no se conocen del todo, pero se supone que la inhibición de la COX-2 provoca un cambio en el equilibrio prostanoide, que normalmente garantiza un equilibrio entre factores protrombóticos y antitrombóticos.

Por este motivo, la indicación del tratamiento con inhibidores de la COX-2 debe determinarse siempre con especial cuidado. Especialmente en pacientes con enfermedades cardiovasculares conocidas o factores de riesgo como hipertensión arterial, hiperlipidemia o diabetes mellitus, se requiere una estricta evaluación de riesgos y beneficios. En la medida de lo posible, el tratamiento debe limitarse al periodo más breve posible y a la dosis eficaz más baja.

La investigación farmacológica futura se centrará intensamente en el desarrollo de nuevos inhibidores de la COX-2 mejorados que tengan una selectividad aún mayor para la enzima diana y ofrezcan al mismo tiempo una mayor seguridad en lo que respecta a los riesgos cardiovasculares. El objetivo es seguir optimizando el equilibrio terapéutico entre eficacia y ausencia de efectos secundarios para que el tratamiento sintomático de la artrosis sea más seguro y eficaz.

5.1.2 Inhibición de mediadores inflamatorios específicos (por ejemplo, antagonistas de la IL-1β).

Un enfoque especialmente prometedor en el tratamiento farmacológico moderno de la artrosis es el **bloqueo selectivo de citoquinas proinflamatorias específicas**, que desempeñan un papel central en la patogénesis y progresión de la enfermedad. Aquí nos centramos principalmente en **la interleucina-1β (IL-1β)**, un factor clave en el metabolismo catabólico del cartílago articular y un mediador decisivo de los procesos inflamatorios crónicos en el entorno de la articulación artrósica.

La IL-1β promueve la expresión de un gran número de enzimas catabólicas, incluidas las metaloproteinasas de matriz (especialmente la MMP-13), que aceleran significativamente la degradación de la matriz extracelular del cartílago. Al mismo tiempo, la IL-1β inhibe la síntesis de sustancias protectoras del cartílago y deteriora la capacidad regenerativa de los condrocitos. Este doble efecto conduce a una progresión de la degradación del cartílago y contribuye significativamente a los cambios degenerativos que caracterizan a la osteoartritis.

En este contexto, se desarrollaron antagonistas específicos de la IL-1β, como **la anakinra**, que se aprobaron inicialmente para el tratamiento de enfermedades reumáticas inflamatorias, en particular la artritis reumatoide. En la actualidad, los beneficios terapéuticos de estas sustancias también se están investigando intensamente en el contexto de la osteoartritis.

Los estudios clínicos iniciales demuestran que el bloqueo selectivo de la IL-1β no sólo puede reducir la producción de enzimas catabólicas, sino que también conduce a una reducción significativa de la reacción inflamatoria en la articulación. Además, los resultados indican que este tratamiento tiene un efecto positivo sobre los síntomas de dolor y posiblemente puede ralentizar la progresión de la enfermedad.

Sin embargo, a pesar de estos enfoques prometedores, los resultados de los estudios realizados hasta la fecha todavía no son suficientes para justificar el uso clínico generalizado de estas sustancias en la osteoartritis. En particular, faltan estudios amplios, aleatorizados y controlados que demuestren claramente la eficacia y la seguridad a largo plazo de esta forma de tratamiento. Además, sigue abierta la cuestión de si el bloqueo de las citoquinas individuales en una red inflamatoria compleja es realmente suficiente para tener un efecto duradero sobre la progresión de la osteoartritis, o si se requiere una terapia combinada que aborde simultáneamente varias estructuras fisiopatológicas diana.

Por tanto, las investigaciones futuras se centrarán en seguir investigando el potencial terapéutico del bloqueo de las citocinas, definir las dosis y los regímenes de aplicación óptimos y evaluar los posibles efectos secundarios a largo plazo. Al mismo tiempo, se desarrollarán nuevas sustancias activas que permitan una modulación aún más selectiva y eficaz del entorno inflamatorio de la articulación con el fin de lograr una terapia causal y personalizada de la artrosis a largo plazo.

5.2 Modulación de las vías de señal

5.2.1 Influencia en la vía de señalización Wnt/β-catenina.

La vía de señalización Wnt/β-catenina es un mecanismo de control molecular esencial que desempeña un papel central en el desarrollo embrionario, así como en la regulación de la proliferación celular, la diferenciación y la homeostasis tisular. En el contexto de la osteoartritis, esta vía de señalización reviste especial importancia, ya que influye significativamente en los procesos de homeostasis del cartílago y remodelación del hueso subcondral. Una regulación defectuosa de esta vía de señalización puede conducir a un desequilibrio entre los procesos de degradación del cartílago y los de construcción de , lo que desempeña un papel clave en la patogénesis de la osteoartritis.

La activación excesiva de la vía de señalización Wnt/β-catenina promueve la diferenciación de los osteoblastos y conduce a un aumento de la formación de hueso nuevo en la región subcondral. Estos procesos dan lugar a la **esclerosis del**

hueso subcondral, que altera negativamente las propiedades mecánicas de la articulación y aumenta la carga sobre el cartílago ya degenerado.

Al mismo tiempo, la sobreactivación crónica de esta vía de señalización conduce a una inhibición de la función de los condrocitos, lo que suprime la síntesis de componentes de la matriz protectora del cartílago y promueve la apoptosis de los condrocitos. Estos procesos aceleran **la degeneración del cartílago** y contribuyen significativamente a la destrucción progresiva de la articulación.

En este contexto, la **modulación** farmacológica **de la vía de señalización Wnt/β-catenina** está adquiriendo cada vez más importancia. El uso selectivo de inhibidores que controlen la actividad de esta vía de señalización podría ofrecer un doble beneficio terapéutico: En primer lugar, la normalización de la remodelación ósea patológica en la región subcondral y, en segundo lugar, la ralentización de la degradación del cartílago mediante la protección de la función de los condrocitos. Varios inhibidores específicos se encuentran actualmente en **fase de desarrollo preclínico y clínico**, incluidas moléculas que actúan como antagonistas de Wnt o inhibidores directos de la activación de β-catenina.

En el futuro, la intervención dirigida en esta vía de señalización podría ser un componente prometedor de la terapia de la osteoartritis causal, especialmente en combinación con otros enfoques moleculares que aborden los procesos inflamatorios y los cambios degenerativos en el tejido articular.

5.2.2 Inhibición de la vía de señalización del TGF-β para reducir la fibrosis.

La vía de señalización del factor de crecimiento transformante beta (**TGF-β**) desempeña un papel extremadamente complejo y a veces contradictorio en la patogénesis de la osteoartritis. El TGF-β es una citocina multifuncional que interviene en diversos procesos celulares, como la proliferación celular, la diferenciación, la apoptosis y la regulación de la matriz extracelular. Mientras que la activación moderada de esta vía de señalización es beneficiosa para la **regeneración del cartílago**, una actividad crónicamente elevada conduce a procesos de remodelación patológica que afectan tanto al hueso subcondral como a la membrana sinovial.

En la artrosis avanzada, en particular, **la actividad excesiva del TGF-β** se asocia al desarrollo de **procesos de fibrosis**. Esta fibrosis patológica se caracteriza por una mayor deposición de tejido conjuntivo que contiene colágeno, lo que contribuye a la rigidez del tejido articular, a la reducción de la movilidad articular y a la intensificación de los procesos inflamatorios. En la zona del hueso subcondral, esto conduce a una alteración de la arquitectura tisular, que favorece aún más la remodelación ósea patológica. En la membrana sinovial, la fibrosis puede provocar una irritación inflamatoria crónica, que deteriora aún más la función articular.

La **modulación** dirigida **de la vía de señalización del TGF-β** representa, por tanto, un enfoque innovador para interrumpir estos procesos nocivos y restablecer la homeostasis del tejido articular. El uso de inhibidores del TGF-β o de moduladores específicos de la vía de señalización podría **inhibir la** formación de fibrosis, reforzar la capacidad regenerativa del tejido articular y frenar así la progresión de la artrosis.

Hasta ahora se han obtenido resultados prometedores principalmente en **modelos animales** en los que se ha logrado una reducción significativa de los procesos fibróticos y una mejora de la función articular mediante la inhibición de la vía de señalización del TGF-β. Sin embargo, aún están pendientes las aplicaciones clínicas en humanos, ya que la inhibición sistémica del TGF-β también puede tener efectos potencialmente indeseables en otros tejidos y sistemas orgánicos. Por lo tanto, los futuros enfoques de investigación se centrarán en el desarrollo de moduladores localmente eficaces y específicos del tejido que permitan el bloqueo selectivo de la vía de señalización del TGF-β en la articulación sin causar efectos secundarios sistémicos.

5.2.3 Modulación de la vía de señalización NF-κB para inhibir la inflamación

El **factor nuclear kappa B (NF-κB)** es un factor de transcripción central que desempeña un papel clave en la regulación de los procesos inflamatorios. Controla la expresión de un gran número de genes responsables de la producción de citocinas proinflamatorias, quimiocinas, moléculas de adhesión y enzimas catabólicas. En el contexto de la patogénesis de la osteoartritis, la vía de señalización NF-κB está implicada de manera significativa en el mantenimiento de las reacciones inflamatorias crónicas en la articulación y contribuye de manera significativa a la remodelación catabólica del tejido articular.

La activación de NF-κB suele desencadenarse por estímulos inflamatorios, estrés mecánico o daño oxidativo. Tras la activación, el factor de transcripción se transloca al núcleo celular, donde estimula la transcripción de numerosos genes proinflamatorios. Este proceso conduce a un aumento de la liberación de citoquinas como **la interleucina-1β (IL-1β) y el factor de necrosis tumoral-alfa (TNF-α)**, así como a la inducción de metaloproteinasas de matriz, en particular **la MMP-13**, que degradan la matriz del cartílago.

La inhibición de la vía de señalización NF-κB es, por tanto, un enfoque terapéutico muy atractivo para interrumpir específicamente la cascada inflamatoria y ralentizar el proceso degenerativo en la articulación osteoartrítica. Las investigaciones actuales se centran principalmente en **los inhibidores de la quinasa IκB (IKK)**, que impiden la fosforilación y degradación del inhibidor IκB. Esto inhibe la activación del NF-κB e impide su translocación al núcleo celular.

El beneficio terapéutico de esta modulación de la vía de señalización radica en una **reducción significativa de los mediadores proinflamatorios**, la **inhibición de la expresión de las MMP** y la **protección de la matriz del cartílago frente a una mayor degradación**. Los estudios preclínicos iniciales ya han demostrado que el bloqueo de la vía de señalización NF-κB puede reducir significativamente no sólo la inflamación, sino también los síntomas de dolor.

A largo plazo, la modulación selectiva de esta vía de señalización podría contribuir a un control más eficaz de los procesos inflamatorios crónicos en las articulaciones artrósicas e influir positivamente en el curso de la enfermedad. El desarrollo de inhibidores de NF-κB específicos para cada tejido, que actúen preferentemente en el tejido articular sin causar efectos secundarios sistémicos, es uno de los focos centrales de la futura investigación farmacológica.

5.3 Uso de productos biológicos y anticuerpos monoclonales

5.3.1 Inhibidores de IL-6 e IL-17

La interleucina 6 (IL-6) es una citocina proinflamatoria que desempeña un papel central en la patogénesis de los procesos inflamatorios crónicos, incluida la osteoartritis. Al activar vías de señalización como JAK/STAT, la IL-6 contribuye al mantenimiento de la respuesta inflamatoria, al fomento de la actividad de los osteoclastos y a la inhibición de la síntesis de matriz por los condrocitos.

El tocilizumab, un anticuerpo monoclonal contra el receptor de la IL-6, ya ha sido aprobado para la artritis reumatoide y actualmente también se está investigando intensamente en el contexto de la artrosis . Los estudios iniciales indican una reducción de la intensidad del dolor y una inhibición de la actividad inflamatoria en la articulación, aunque los efectos a largo plazo sobre la conservación del cartílago aún no se han demostrado suficientemente.

La interleucina-17 (IL-17) es otro importante mediador inflamatorio que aumenta especialmente la expresión de metaloproteinasas de matriz en los condrocitos y favorece así la degradación del cartílago. Secukinumab, un anticuerpo contra la IL-17, ya ha dado resultados positivos en el tratamiento de la artritis psoriásica. Su uso en la artrosis se está investigando actualmente en ensayos clínicos de fase II.

5.3.2 Terapia anti-TNF-α: oportunidades y limitaciones.

El TNF-α es una de las citocinas proinflamatorias mejor estudiadas en el campo de las enfermedades articulares crónicas. El bloqueo del TNF-α con anticuerpos monoclonales como infliximab, adalimumab o etanercept se ha consolidado en reumatología.

Aunque estos principios activos han demostrado su eficacia en las enfermedades reumáticas inflamatorias, su importancia en la osteoartritis ha sido controvertida hasta la fecha. La razón es que la artrosis es ante todo una enfermedad degenerativa en la que la inflamación desempeña un papel secundario.

No obstante, estudios recientes muestran que los pacientes con un componente inflamatorio pronunciado (sinovitis activa) en particular pueden beneficiarse del bloqueo del TNF-α. Sin embargo, su uso debe ser estrictamente individualizado y estar sujeto a una cuidadosa evaluación de riesgos y beneficios.

5.4 Terapia innovadora contra el dolor

5.4.1 Antagonistas del CGRP para el dolor relacionado con la artrosis

El péptido relacionado con el gen de la calcitonina (**CGRP**) es un neuropéptido que desempeña un papel central en la mediación del dolor y en el desarrollo y mantenimiento de procesos inflamatorios neurogénicos. El CGRP es liberado en particular por las neuronas sensoriales y ejerce su efecto tanto en el sistema nervioso periférico como en el sistema nervioso central. Sus propiedades vasodilatadoras y proinflamatorias contribuyen decisivamente a la sensibilización de los receptores del dolor y a la intensificación de las sensaciones dolorosas.

Aunque los antagonistas del CGRP se desarrollaron originalmente para el tratamiento de **la migraña**, hallazgos científicos más recientes demuestran que este mecanismo de acción también tiene potencial terapéutico en el contexto del **dolor crónico relacionado con la artrosis**. Los pacientes con osteoartritis a menudo no sólo sufren dolor local inducido mecánicamente, sino que también desarrollan **una sensibilización periférica y central** durante el curso de la enfermedad, en la que los procesos inflamatorios neurogénicos y el aumento de la actividad del sistema nociceptivo desempeñan un papel importante. El CGRP contribuye significativamente a este bucle de retroalimentación que intensifica el dolor.

Los antagonistas modernos del CGRP, que incluyen **erenumab, fremanezumab** y **galcanezumab**, bloquean específicamente los receptores del CGRP o neutralizan el propio péptido. Esto interrumpe la transmisión de señales de dolor a nivel periférico y modula simultáneamente el procesamiento central del dolor. Este doble modo de acción puede conducir a una **reducción significativa de la sensación de dolor** y a una mejora de la calidad de vida de los pacientes con dolor crónico relacionado con la artrosis.

Aunque estos principios activos ya se utilizan con éxito en el tratamiento de la migraña, los estudios clínicos sobre su uso en la osteoartritis se encuentran aún en fase de ensayo. No obstante, los primeros resultados sugieren que los antagonistas del CGRP también podrían ser una opción eficaz para los pacientes con artrosis que padecen **dolor resistente al tratamiento**, en particular los que no responden adecuadamente a los analgésicos convencionales o no los toleran debido a sus efectos secundarios.

Una ventaja clave de estas sustancias es su baja toxicidad gastrointestinal y renal en comparación con los analgésicos tradicionales y la ausencia de problemas de dependencia asociados a los opiáceos. Las investigaciones futuras se centrarán en definir el uso óptimo de estos agentes en la artrosis, identificar los grupos de pacientes adecuados y generar datos a largo plazo sobre seguridad y eficacia.

5.4.2 Neuromoduladores para la regulación central del dolor

El dolor crónico en la artrosis no está causado exclusivamente por alteraciones estructurales periféricas, como el daño del cartílago o la degeneración ósea, sino que cada vez más está provocado por **mecanismos nerviosos centrales**. A medida que la enfermedad progresa, puede desarrollarse **una sensibilización central**, en la que la percepción del dolor en la médula espinal y el cerebro aumenta de forma permanente. Este cambio desadaptativo en el procesamiento del dolor significa que incluso los estímulos periféricos menores o inexistentes se perciben como dolorosos.

Para modular estos mecanismos centrales del dolor se utilizan **neuromoduladores** que intervienen específicamente en el procesamiento neuronal de los estímulos dolorosos. Entre ellos se encuentran principalmente los principios activos **pregabalina** y **gabapentina**, que se desarrollaron originalmente para el tratamiento del dolor neuropático, así como el **inhibidor de la recaptación de serotonina y noradrenalina (IRSN) duloxetina**, que tiene un efecto tanto antidepresivo como analgésico.

La pregabalina y la **gabapentina** modulan **los canales de calcio activados por voltaje del tipo $\alpha 2\delta$ en la médula espinal**. Al bloquear estos canales, se reduce la liberación presináptica de neurotransmisores excitatorios como el glutamato y la sustancia P. Esto provoca una reducción de la excitabilidad neuronal y una atenuación de la nocicepción. Esto conduce a una reducción de la excitabilidad neuronal y a una atenuación de la señalización nociceptiva. Estos fármacos pueden reducir significativamente la intensidad del dolor, sobre todo en pacientes con dolor neuropático pronunciado o sensibilización central.

La duloxetina, por su parte, actúa **reforzando las vías descendentes inhibidoras del dolor** en el sistema nervioso central. Al inhibir la recaptación de serotonina y noradrenalina, aumenta la disponibilidad de estos neurotransmisores en la hendidura sináptica, lo que mejora la inhibición del dolor a través de los correspondientes circuitos de control nervioso central. La duloxetina muestra un pronunciado efecto analgésico, sobre todo en pacientes con intensificación del dolor emocional o síntomas depresivos comórbidos.

Estos neuromoduladores están especialmente indicados para los pacientes en los que los analgésicos clásicos son insuficientemente eficaces o están contraindicados. Estas sustancias representan un complemento importante del repertorio terapéutico, sobre todo en casos de **dolor crónico con componentes neuropáticos** o en pacientes que sufren una **sensibilización central** pronunciada.

A largo plazo, es crucial seguir investigando los mecanismos centrales del dolor para optimizar las posibles aplicaciones de los neuromoduladores y desarrollar conceptos terapéuticos personalizados que se dirijan específicamente a los patrones individuales de procesamiento del dolor de los pacientes. La combinación de métodos farmacológicos y no farmacológicos, como la terapia cognitivo-conductual o los métodos neuromoduladores, también será cada vez más importante en este contexto.

5.5 Enfoques terapéuticos epigenéticos

5.5.1 Uso de inhibidores de la histona deacetilasa

La regulación epigenética de la expresión génica es un mecanismo biológico muy complejo que permite activar o desactivar determinados genes sin cambiar la secuencia de ADN subyacente. **Las desacetilasas de histonas (HDAC)**, que intervienen en la modificación de la estructura de la cromatina, desempeñan un papel central en este proceso. Al eliminar los grupos acetilo de las proteínas histonas, estas enzimas provocan una compactación de la estructura de la cromatina, lo que dificulta la transcripción de los genes y suprime su actividad. Este mecanismo reviste especial importancia en la osteoartritis, ya que la función de numerosos genes condroprotectores y antiinflamatorios puede verse restringida por dicha represión epigenética.

Los inhibidores de la HDAC impiden específicamente la eliminación de los grupos acetilo de las histonas, lo que da lugar a una estructura de cromatina "abierta" y facilita la transcripción de genes previamente suprimidos. De este modo, se puede promover la expresión de genes con propiedades antiinflamatorias, antioxidantes y protectoras del cartílago. Además, los inhibidores de la HDAC también modulan la actividad de factores de transcripción y proteínas reguladoras que están directamente implicados en la fisiopatología de la artrosis.

Actualmente se están investigando intensamente en modelos preclínicos sustancias como **el vorinostat** y **la tricostatina** A en relación con su capacidad para inhibir los procesos inflamatorios en la articulación, reducir la actividad de enzimas catabólicas como las metaloproteinasas de la matriz y promover los procesos regenerativos en el tejido cartilaginoso. Los primeros datos experimentales muestran que estas sustancias pueden estimular la síntesis de componentes de la matriz protectora del cartílago, inhibir la apoptosis de los condrocitos y modular las vías de señalización proinflamatorias, como la vía de señalización NF-κB.

A pesar de estos prometedores resultados, aún no se ha establecido el uso clínico de los inhibidores de la HDAC para el tratamiento de la artrosis. La investigación se centra actualmente en el desarrollo de sustancias que tengan un efecto selectivo en el tejido articular sin causar efectos secundarios sistémicos. En particular, la atención se centra en las formas de aplicación local y en el desarrollo de inhibidores de la HDAC específicos para cada tejido, con el fin de garantizar una elevada eficacia terapéutica con una toxicidad mínima. A largo plazo, el uso selectivo de inhibidores de la HDAC podría convertirse en un componente importante de la terapia personalizada de la artrosis orientada a las causas.

5.5.2 Moduladores de la metilación del ADN para el control de la expresión génica

Otro enfoque prometedor en la regulación epigenética es la **modulación** selectiva **de la metilación del ADN**, que tiene una influencia decisiva en la expresión génica. La metilación de bases de citosina, en particular en las llamadas islas CpG de las regiones promotoras de los genes, conduce a una estructura de cromatina represiva y, por tanto, a una menor actividad de los genes. En la artrosis, se ha demostrado que existe tanto **hipermetilación** de genes que codifican factores condroprotectores y antiinflamatorios como **hipometilación** de genes que activan procesos catabólicos y proinflamatorios.

Este desequilibrio epigenético contribuye significativamente a la progresión de la artrosis, ya que se desactivan importantes mecanismos protectores del tejido cartilaginoso y se intensifican los procesos de degradación perjudiciales. El enfoque terapéutico consiste en lograr la reactivación de los genes protectores mediante una **desmetilación** dirigida y promover así los procesos regenerativos en la articulación.

Sustancias **como la 5-azacitidina** y otros agentes desmetilantes relacionados se desarrollaron originalmente en oncología para restaurar la expresión de genes supresores de tumores en células malignas. En el contexto de la osteoartritis, los modelos experimentales también demuestran que la desmetilación selectiva de las regiones promotoras de los genes condroprotectores puede favorecer la regeneración del cartílago y promover la síntesis de componentes de la matriz como el colágeno de tipo II y los proteoglicanos.

Sin embargo, el uso terapéutico de estas sustancias en el campo de la osteoartritis ha sido hasta ahora muy limitado, ya que tienen un pronunciado **efecto citotóxico** y provocan una desmetilación inespecífica incluso en el tejido sano, lo que puede dar lugar a considerables efectos secundarios . Por ello, el uso de estos principios activos se limita actualmente al tratamiento de enfermedades oncológicas graves.

La investigación actual persigue el objetivo de desarrollar moduladores específicos que permitan **influir selectivamente en la metilación de genes relevantes para la enfermedad** en la articulación sin causar toxicidad sistémica. Se están investigando conceptos innovadores como el desarrollo de inhibidores específicos de la metiltransferasa del ADN o la combinación con sistemas portadores altamente específicos que garanticen la liberación local en la articulación. La combinación con otros moduladores epigenéticos también se considera un enfoque prometedor para restaurar la expresión génica alterada en la articulación artrósica.

A largo plazo, el control preciso de la metilación del ADN podría convertirse en un componente importante de estrategias terapéuticas innovadoras y personalizadas dirigidas a la restauración sostenible de la homeostasis articular y tener una influencia positiva significativa en el curso de la osteoartritis.

5.6 Bibliografía (Capítulo 5)

Berenbaum, F. (2013). Targeting cytokines in osteoarthritis: A critical review of the current status and future prospects. *Drugs & Aging*, 30(3), 193-201.
https://doi.org/10.1007/s40266-013-0053-8

Chevalier, X., Eymard, F., & Richette, P. (2013). Biologic agents in osteoarthritis: Hopes and disappointments. *Nature Reviews Rheumatology*, 9(7), 400-410.
https://doi.org/10.1038/nrrheum.2013.44

Cohen, S. P., Vase, L., & Hooten, W. M. (2021). Chronic pain: An update on burden, best practices, and new advances. *The Lancet*, 397(10289), 2082-2097. https://doi.org/10.1016/S0140-6736(21)00393-7

Felson, D. T. (2020). La osteoartritis como enfermedad de la mecánica. *Osteoarthritis and Cartilage*, 28(1), 1-9. https://doi.org/10.1016/j.joca.2019.07.011

Goldring, M. B., y Otero, M. (2011). Inflamación en la artrosis. *Current Opinion in Rheumatology*, 23(5), 471-478. https://doi.org/10.1097/BOR.0b013e328349c2b1

Hunter, D. J., Bierma-Zeinstra, S., & Carr, A. J. (2019). Osteoarthritis. *The Lancet*, 393(10182), 1745-1759. https://doi.org/10.1016/S0140-6736(19)30417-9

Li, X., Wang, Y., & Wang, K. (2021). Avances en la regulación epigenética de la osteoartritis. *Bone Research*, 9(1), 1-15. https://doi.org/10.1038/s41413-021-00149-4

Neogi, T. (2013). La epidemiología y el impacto del dolor en la osteoartritis. *Osteoarthritis and Cartilage*, 21(9), 1145-1153. https://doi.org/10.1016/j.joca.2013.03.018

Robinson, W. H., Lepus, C. M., Wang, Q., et al. (2016). Inflamación de bajo grado como mediador clave de la patogénesis de la osteoartritis. *Nature Reviews Rheumatology*, 12(10), 580-592. https://doi.org/10.1038/nrrheum.2016.136

Wang, T., & He, C. (2018). Citocinas proinflamatorias: El vínculo entre la obesidad y la osteoartritis. *Cytokine & Growth Factor Reviews*, 44, 38-50. https://doi.org/10.1016/j.cytogfr.2018.10.002

Wittenauer, R., Smith, L. y Aden, K. (2013). Documento de referencia 6.12: Osteoartritis. *Organización Mundial de la Salud.*

Zhang, W., Moskowitz, R. W., Nuki, G., et al. (2010). OARSI recommendations for the management of hip and knee osteoarthritis: Part III. *Osteoarthritis and Cartilage*, 18(4), 476-499. https://doi.org/10.1016/j.joca.2010.01.013

6. Terapias biológicas celulares y moleculares

6.1 Fundamentos de la medicina regenerativa para la artrosis

6.1.1 Principios de regeneración tisular y celular

La medicina regenerativa persigue un enfoque fundamentalmente curativo que pretende restablecer la integridad estructural y funcional del tejido dañado mediante procesos de regeneración activa, en lugar de limitarse a tratarlo sintomáticamente. En el contexto de la artrosis, el enfoque terapéutico se centra especialmente en la reconstrucción de la matriz del cartílago hialino y el restablecimiento de las propiedades biomecánicas y funcionales de la articulación afectada. El objetivo es invertir o al menos ralentizar los cambios degenerativos del cartílago articular influyendo específicamente en los procesos celulares y moleculares.

La base de estos procesos regenerativos es la capacidad de células especializadas, en particular células madre mesenquimales y células progenitoras condrogénicas, para sintetizar nuevas estructuras tisulares funcionales. Aquí no sólo desempeñan un papel decisivo las capacidades proliferativas de estas células, sino también su capacidad para diferenciarse en líneas celulares específicas que permitan la formación de nuevo tejido cartilaginoso funcional. Además, se requiere la activación selectiva de las vías de señalización intracelular, que controlan procesos como la síntesis de la matriz, el metabolismo celular y la producción de citoquinas. Las vías de señalización molecular más importantes incluyen la vía de señalización TGF-β/Smad, la vía de señalización Wnt/β-catenina y la vía de señalización PI3K/Akt/mTOR, cada una de las cuales desempeña un papel esencial en el control de la proliferación celular, la diferenciación y la producción de matriz.

Un elemento central de la regeneración tisular y celular es también la provisión de un entorno microestructural y bioquímico adecuado que favorezca de forma óptima los procesos regenerativos. Para ello se utilizan materiales portadores bioactivos, los llamados andamiajes, que no sólo sirven de soporte estructural para la colonización y organización de las células, sino que también liberan factores de crecimiento de forma selectiva y transmiten señales mecánicas y bioquímicas. En función del objetivo terapéutico, estos materiales portadores pueden ser reabsorbibles o implantables de forma permanente y suelen estar compuestos por materiales como el colágeno, el ácido hialurónico, la polilactida (PLA) o la cerámica bioactiva.

El éxito de la regeneración también requiere un suministro adecuado de factores de crecimiento esenciales para el tejido, que son elementos de control molecular que regulan la proliferación celular, la diferenciación y la síntesis de matriz. Entre estos factores destacan el factor de crecimiento transformante beta (TGF-β), que influye significativamente en la diferenciación condrogénica, el factor de crecimiento de fibroblastos (FGF), que promueve la proliferación celular, y el factor de crecimiento endotelial vascular (VEGF), que favorece la formación de vasos sanguíneos en el tejido circundante y garantiza así el necesario suministro de nutrientes y oxígeno. El TGF-β, en particular, desempeña un papel destacado en el control de la síntesis de la matriz condrogénica al estimular la expresión de colágeno tipo II y aggrecan, los dos componentes principales de la matriz cartilaginosa.

6.1.2 Requisitos para las terapias celulares biocompatibles

Para el éxito de la aplicación clínica de terapias celulares en el campo de la regeneración del cartílago, las células utilizadas deben cumplir requisitos especialmente exigentes. Además de un pronunciado potencial de diferenciación y una elevada capacidad proliferativa, es crucial una biocompatibilidad sin restricciones para evitar reacciones inmunológicas de rechazo y procesos inflamatorios en el tejido receptor.

Un criterio clave es la compatibilidad inmunológica de las células utilizadas. Lo ideal es que éstas procedan de fuentes autólogas, es decir, directamente del tejido del paciente, para descartar por completo el riesgo de complicaciones inmunológicas y rechazo del trasplante. En los casos en que se utilicen fuentes celulares alogénicas (humanas extrañas) o xenogénicas (animales), deben tomarse medidas de seguridad inmunológica exhaustivas. Éstas incluyen la tipificación precisa del HLA y el uso de inmunomoduladores para prevenir la incompatibilidad inmunológica y las reacciones de rechazo asociadas.

Otro criterio clave es la capacidad de las células para diferenciarse de forma fiable en líneas celulares condrogénicas y formar una matriz cartilaginosa estable y funcionalmente resistente. En particular, se requiere la síntesis de colágeno tipo II y aggrecan, ya que estas proteínas estructurales son esenciales para las propiedades biomecánicas del cartílago articular. Al mismo tiempo, debe garantizarse la estabilidad a largo plazo del tejido regenerado sin tendencia a la degeneración ni a la formación de agrupaciones celulares de tipo tumoral.

Garantizar la resistencia mecánica de la matriz cartilaginosa recién formada también reviste una importancia crucial. Dado que el cartílago articular está expuesto a elevadas tensiones mecánicas, el tejido regenerado debe tener las propiedades biomecánicas necesarias para seguir siendo funcional a largo plazo. Este requisito impone exigencias especialmente elevadas a la calidad de la síntesis de la matriz y a la correcta organización espacial de la matriz extracelular recién formada.

Por lo tanto, las fuentes celulares autólogas, como las células madre mesenquimales procedentes de la médula ósea, el tejido adiposo o la membrana sinovial, son ideales. Éstas se caracterizan por una elevada capacidad de diferenciación y una excelente biocompatibilidad. En cambio, los trasplantes de células alogénicas requieren un estricto control inmunológico. En la actualidad, las terapias celulares xenogénicas se encuentran en gran medida en fase de investigación preclínica debido a los considerables riesgos inmunológicos y las preocupaciones éticas.

6.2 Terapia con células madre

6.2.1 Células madre mesenquimales: Recogida, preparación y uso clínico

Las células madre mesenquimales (MSC) son células madre adultas multipotentes que se caracterizan por su gran plasticidad y su capacidad para diferenciarse en varios linajes celulares mesodérmicos. En particular, su diferenciación condrogénica, osteogénica y adipogénica las convierte en una prometedora herramienta terapéutica en medicina regenerativa y especialmente en el tratamiento de la artrosis.

Las CMM se obtienen de diversas fuentes tisulares, en función de la calidad y las características celulares deseadas. Con mayor frecuencia se obtienen de la médula ósea, ya que esta fuente ha sido bien investigada durante décadas. Se obtienen por aspiración de la médula ósea, normalmente de la cresta ilíaca en condiciones estériles. Un método alternativo y cada vez más popular es la recolección a partir de tejido adiposo, que se obtiene mediante liposucción. El tejido adiposo ofrece la ventaja de un elevado recuento celular con una recolección relativamente sencilla. Otras fuentes de tejido relevantes son el cordón umbilical, en particular la gelatina de Wharton, y la membrana sinovial, que tiene una afinidad especialmente alta para la diferenciación condrogénica debido a su proximidad a la articulación.

Una vez aisladas las células, se preparan en laboratorios especializados en cultivos celulares. Aquí, las MSC se expanden in vitro , es decir, se multiplican en condiciones controladas, prestando una atención estricta al mantenimiento de su capacidad de diferenciación y su vitalidad. Una fase crítica es la purificación de la población celular para eliminar los tipos celulares no deseados y las células potencialmente proinflamatorias. La preparación concluye con la caracterización de las células, durante la cual se confirma la identidad de las MSC mediante marcadores de superficie como CD73, CD90 y CD105, mientras que los marcadores hematopoyéticos como CD34 y CD45 deben ser negativos.

Las CMM se utilizan principalmente en clínica mediante inyección intraarticular directa en la articulación afectada. El objetivo de esta aplicación es que las células madre participen directamente en la regeneración del tejido cartilaginoso diferenciándose en condrocitos o -lo que es mucho más frecuente- creen un microentorno regenerativo mediante la liberación de factores de crecimiento y citoquinas. Este efecto, denominado paracrino, provoca una modulación del proceso inflamatorio local, la inhibición de las enzimas catabólicas y la activación de los procesos de regeneración endógenos.

Aunque los estudios preclínicos y las aplicaciones clínicas iniciales muestran resultados prometedores en términos de alivio del dolor y mejora funcional, aún no se ha demostrado de forma concluyente la capacidad real de las CMM para regenerar cartílago hialino plenamente funcional. Se necesitan estudios controlados a largo plazo para definir definitivamente el valor terapéutico de las CMM en la terapia de la artrosis.

6.2.2 Células madre pluripotentes inducidas (iPS): potencial y riesgos

El descubrimiento de las células madre pluripotentes inducidas (células iPS) por Shinya Yamanaka en 2006 supuso un avance revolucionario en la medicina regenerativa. Mediante la reprogramación de células somáticas del cuerpo a un estado embrionario pluripotente, las células iPS pueden diferenciarse teóricamente en cualquier tipo celular del cuerpo humano. Esta propiedad abre nuevas perspectivas para la regeneración tisular específica del paciente, ya que pueden generarse condrocitos funcionales a partir de las propias células del paciente y utilizarse para la regeneración selectiva del cartílago.

La ventaja particular de la tecnología iPS reside en la posibilidad de desarrollar terapias celulares personalizadas y totalmente compatibles desde el punto de vista inmunológico. A diferencia de las células madre embrionarias, las células iPS tampoco están sujetas a restricciones éticas, ya que se obtienen sin destruir embriones.

Al mismo tiempo, el uso de células iPS conlleva riesgos considerables. Uno de los aspectos más críticos es la inestabilidad genética de estas células. Las células somáticas se reprograman mediante la expresión dirigida de determinados factores de transcripción como Oct4, Sox2, Klf4 y c-Myc. En particular, el uso de c-Myc, un conocido oncogén, conlleva el riesgo de inducir una proliferación celular descontrolada, que puede dar lugar a la formación de tejido tumoral, especialmente teratomas.

Por ello, para el uso clínico de células iPS se requieren pruebas de seguridad especialmente estrictas. Entre ellas figuran análisis exhaustivos de estabilidad genética, estudios de tumorigenicidad y un control preciso de los protocolos de diferenciación para garantizar que no se trasplanten células indiferenciadas o degeneradas. Actualmente, el uso de células iPS en el tratamiento de la artrosis se encuentra aún en fase experimental, aunque los estudios preclínicos iniciales ya han demostrado su viabilidad y potencial regenerativo. Sin embargo, no se espera una aplicación clínica generalizada hasta que se haya demostrado la seguridad a largo plazo.

6.2.3 Terapia con células madre alogénicas frente a autólogas

En medicina regenerativa, se distingue entre terapias con células madre autólogas y alogénicas, y ambos enfoques presentan ventajas e inconvenientes específicos.

La terapia con células madre autólogas utiliza células madre obtenidas del propio cuerpo del paciente. Este método ofrece la ventaja decisiva de una excelente tolerancia inmunológica, ya que las células trasplantadas son reconocidas por el sistema inmunitario como propias del organismo. Esto elimina la necesidad de una terapia inmunosupresora, que puede asociarse a efectos secundarios y riesgos considerables. Además, el riesgo de transmisión de agentes infecciosos se minimiza con las células autólogas. Sin embargo, una desventaja de este método es la limitada disponibilidad de células madre, sobre todo en pacientes de edad avanzada o pacientes con enfermedades subyacentes graves, en los que la calidad celular puede ser limitada.

La terapia con células madre alogénicas utiliza células de donantes sanos, lo que permite una producción celular estandarizada de alta calidad y disponibilidad. Este método ofrece la ventaja de que las células pueden prepararse en condiciones óptimas y estar disponibles en grandes cantidades para su uso inmediato. Sin embargo, existe un riesgo importante de reacciones inmunológicas de rechazo, lo que requiere una cuidadosa coordinación inmunológica entre el donante y el receptor. En muchos casos, también son necesarias medidas inmunosupresoras, que aumentan el riesgo de infecciones y otros efectos secundarios.

Los estudios clínicos actuales se centran intensamente en la comparación de ambos enfoques terapéuticos para evaluar la eficacia a largo plazo, los perfiles de seguridad y la aplicabilidad práctica. Los resultados iniciales indican que, con una cuidadosa selección inmunológica del donante y una modificación específica de las células, la terapia con células madre alogénicas también puede ser una opción prometedora y viable para la regeneración del cartílago. En el futuro, también podrían utilizarse células madre hipoinmunogénicas modificadas genéticamente para minimizar aún más el riesgo de reacciones inmunológicas.

6.3 Trasplantes de condrocitos e ingeniería tisular

6.3.1 Implante de condrocitos autólogos (ICA): técnicas de primera a tercera generación

La implantación de condrocitos autólogos (ICA) es un procedimiento establecido para la regeneración biológica del cartílago que ha demostrado ser especialmente eficaz en el caso de defectos circunscritos del cartílago.

- **Primera generación:**
  En este caso, los condrocitos del propio paciente se extraen artroscópicamente de una zona articular no cargada, se expanden in vitro y se implantan en el defecto bajo una membrana perióstica cosida. Aunque el método tuvo un éxito inicial, se vio limitado por una elevada tasa de hipertrofia de las células trasplantadas y una formación desigual de la matriz.

- **Segunda generación:**
  Esta técnica mejorada utiliza membranas de colágeno biorreabsorbibles en lugar del periostio, lo que ha reducido los problemas de hipertrofia. La membrana también proporciona un mejor control de la distribución celular y una estructura matricial más estable.

- **Tercera generación (implantación de condrocitos asociada a la matriz, MACI):**
  En este caso, los condrocitos cultivados se introducen en una matriz portadora tridimensional antes de su implantación. Esta matriz garantiza una

distribución uniforme de las células, mejora su diferenciación y facilita su integración en el tejido circundante.

Los estudios a largo plazo confirman que la tercera generación de ICA produce resultados funcionales significativamente mejores y que las tasas de revisión se han reducido considerablemente en comparación con las técnicas anteriores.

6.3.2 Desarrollo de andamios bioactivos (scaffolds)

Un factor decisivo para el éxito de los procedimientos de ingeniería tisular es el desarrollo de materiales portadores adecuados (andamios) que soporten mecánicamente las células, favorezcan la regeneración tisular y sean biodegradables.

Los andamios modernos se componen de polímeros naturales como el colágeno, el ácido hialurónico o la fibrina, así como de materiales sintéticos como la polilactida (PLA) y la poliglicolida (PGA).

Además, se están desarrollando andamios bioactivos enriquecidos con factores de crecimiento y proteínas de señalización para controlar específicamente la diferenciación de las células implantadas.

Un avance especialmente innovador es el uso de "andamios inteligentes", que adaptan sus propiedades fisicoquímicas en función de las condiciones fisiológicas y favorecen así activamente la proliferación y diferenciación celular.

6.3.3 Bioimpresión 3D en la regeneración del cartílago

El método de bioimpresión 3D permite producir estructuras de cartílago tridimensionales específicas para cada paciente a partir de células vivas y materiales biocompatibles.

Esta tecnología permite reproducir con precisión la arquitectura natural del cartílago articular y colocar las células en una disposición espacial ideal.

La investigación actual se centra en el desarrollo de biotintas adecuadas que garanticen tanto una elevada vitalidad celular como la necesaria estabilidad mecánica del tejido cartilaginoso.

Aunque la bioimpresión 3D se encuentra aún en fase experimental, ya se están llevando a cabo las primeras aplicaciones clínicas piloto, sobre todo en pacientes jóvenes con lesiones focales del cartílago.

6.4 Uso de exosomas y microvesículas

6.4.1 Funciones biológicas de los exosomas en la regeneración del cartílago

Los exosomas son vesículas extracelulares a nanoescala, delimitadas por una membrana y con un diámetro de entre 30 y 150 nanómetros, que son liberadas activamente por casi todos los tipos de células. Se forman en el compartimento endosomal de la célula por la fusión de cuerpos multivesiculares con la membrana plasmática. Debido a su pequeño tamaño y a su composición molecular específica, los exosomas desempeñan un papel fundamental en la comunicación intercelular. Transportan un gran número de moléculas bioactivas, entre ellas proteínas, lípidos, ácidos ribonucleicos mensajeros (ARNm) y ácidos micro-ribonucleicos reguladores (microARN), que pueden desencadenar procesos específicos de transducción de señales en las células diana.

En el contexto de la regeneración del cartílago, los exosomas están adquiriendo cada vez más importancia, ya que son capaces de transmitir señales regenerativas y protectoras al tejido condral de forma selectiva. En particular, pueden estimular la proliferación de condrocitos, es decir, las células que forman el cartílago, y al mismo tiempo promover su diferenciación hacia un fenotipo estable y funcional. Además, los exosomas son capaces de modular los procesos degenerativos inhibiendo enzimas catabólicas como las metaloproteinasas de matriz, que promueven la degradación de la matriz extracelular del cartílago. Este mecanismo protector contribuye significativamente al mantenimiento de la homeostasis del cartílago y previene la degeneración progresiva del cartílago articular.

Se está prestando especial atención a los exosomas de células madre mesenquimales (exosomas MSC), ya que han demostrado un elevado potencial terapéutico en estudios preclínicos. No sólo promueven la regeneración del tejido cartilaginoso, sino que también tienen un efecto modulador de la inflamación al reducir significativamente la expresión de citocinas proinflamatorias como el factor de necrosis tumoral alfa (TNF-α) y la interleucina-1β (IL-1β). Estas citocinas desempeñan un papel clave en el desarrollo y la progresión de enfermedades articulares inflamatorias y degenerativas. Al mismo tiempo, se ha demostrado que los exosomas de las MSC aumentan la actividad de mediadores antiinflamatorios como la interleucina-10 (IL-10), lo que contribuye a reducir el entorno inflamatorio en el espacio articular.

Además, los exosomas contienen un gran número de micro-ARN que regulan específicamente la expresión génica en los condrocitos y promueven así la síntesis de proteínas estructurales como el colágeno tipo II y el aggrecano, esenciales para la estabilidad biomecánica del cartílago articular. Estos mecanismos moleculares ponen de relieve el complejo e importante papel de los exosomas en la regeneración del cartílago.

6.4.2 Potencial terapéutico y situación actual de los estudios

El uso de exosomas como opción terapéutica "sin células" representa un enfoque prometedor en medicina regenerativa y ofrece una serie de ventajas significativas frente a las terapias convencionales con células madre. A diferencia del trasplante directo de células vivas, el riesgo inmunológico es mucho menor cuando se utilizan exosomas, ya que no contienen estructuras celulares completas y, por tanto, tampoco complejos MHC (Complejo Mayor de Histocompatibilidad) que pudieran desencadenar una reacción inmunitaria. Esto elimina la necesidad de complejos regímenes de inmunosupresión, que suelen ser necesarios para las terapias basadas en células.

Otra ventaja significativa es la eliminación virtual del riesgo de formación de tumores. Mientras que las terapias con células madre pueden asociarse a una degeneración potencial de las células trasplantadas en determinadas circunstancias, los exosomas carecen de esta base celular, lo que elimina por completo el riesgo de desarrollo tumoral.

Además, los exosomas permiten una estandarización y una producción industrial comparativamente sencillas. El cultivo controlado de células madre mesenquimales y los procesos normalizados de extracción y purificación permiten producir exosomas en calidad y cantidad reproducibles. Estas propiedades facilitan el desarrollo de preparados terapéuticos que cumplan los requisitos reglamentarios para los fármacos y podrían permitir una amplia aplicación clínica a largo plazo.

Actualmente se están llevando a cabo varios estudios clínicos para investigar el uso terapéutico de los exosomas de MSC en el tratamiento de la artrosis de rodilla. Estos estudios se centran principalmente en la aplicación intraarticular de los exosomas, es decir, su inyección directa en el espacio articular. Los resultados iniciales de los estudios de fase I y fase II son prometedores: los pacientes declaran una reducción significativa del dolor relacionado con la artrosis, medido con escalas de dolor estandarizadas como la Escala Visual Analógica (EVA), así como una mejora de la función y la movilidad articulares. Los procedimientos de diagnóstico por imagen, como la resonancia magnética (RM), también indican una estabilización de la estructura del cartílago.

Sin embargo, aún no se dispone de datos fiables a largo plazo sobre la regeneración real del cartílago estructural. En la mayoría de los estudios, el período de observación es de un máximo de seis a doce meses, lo que no permite una evaluación concluyente del potencial regenerativo. Por lo tanto, en la actualidad, el uso de exosomas sigue siendo principalmente de naturaleza experimental, y una aplicación clínica más amplia probablemente sólo será posible una vez que se disponga de estudios exhaustivos a largo plazo. La investigación actual se centra, por tanto, en definir los regímenes de dosificación óptimos, las frecuencias de aplicación y la seguridad a largo plazo de esta prometedora opción terapéutica.

6.5 Genes y terapia génica

6.5.1 Fundamentos de la modificación genética en la artrosis

En la medicina moderna, la modificación génica representa un enfoque innovador del tratamiento causal de las enfermedades degenerativas crónicas, entre ellas la artrosis. A diferencia de las terapias sintomáticas, que se limitan a aliviar los síntomas o a ralentizar la progresión de la enfermedad, la modificación génica pretende influir directamente en los mecanismos moleculares que causan la enfermedad. En el centro de este concepto terapéutico se encuentra la modificación selectiva de genes relevantes para la enfermedad con el fin de prevenir los procesos patológicos o reactivar las capacidades regenerativas propias del organismo.

En la investigación actual sobre la osteoartritis se siguen dos estrategias básicas de modificación genética, diametralmente opuestas en sus objetivos, pero ambas persiguen la meta de restablecer el equilibrio alterado entre la degradación y la formación de tejido en el tejido cartilaginoso.

La primera estrategia es la supresión génica, en la que se inhiben específicamente las vías de señalización catabólica perjudiciales. Esto se consigue bloqueando los genes responsables de la degradación de la matriz extracelular del cartílago. Las dianas centrales incluyen genes que controlan la expresión de metaloproteinasas de la matriz, como la MMP-1, la MMP-3 y, sobre todo, la MMP-13. Estas enzimas desempeñan un papel decisivo en la degradación del cartílago. Estas enzimas desempeñan un papel decisivo en la degradación del colágeno tipo II y el aggrecano, los principales componentes de la matriz del cartílago. Además, se atacan los genes que codifican citoquinas proinflamatorias como la interleucina-1β y el factor de necrosis tumoral-α, ya que estos mediadores inflamatorios intensifican aún más el proceso catabólico e inhiben la regeneración.

La segunda estrategia es la potenciación génica, cuyo objetivo es promover los procesos anabólicos. En este caso, la atención se centra en la sobreexpresión de genes que estimulan la síntesis de colágeno tipo II y aggrecan. Ambas sustancias son esenciales para la resistencia mecánica y la integridad estructural del cartílago articular. Además, se está intentando aumentar la expresión de citocinas antiinflamatorias como la interleucina-10, ya que pueden amortiguar la reacción inflamatoria en la articulación y crear así un entorno favorable para la regeneración.

A largo plazo, estas intervenciones genéticas pretenden lograr una mejora estructural y funcional del tejido cartilaginoso degenerado, lo que no sólo aliviará los síntomas, sino que también tendrá un efecto duradero en el curso de la enfermedad.

6.5.2 Utilización de vectores virales para la transferencia de genes

La aplicación con éxito de los conceptos de terapia genética requiere la introducción eficaz, segura y selectiva de genes terapéuticos en las células cartilaginosas afectadas. En la investigación biomédica, los vectores virales se han consolidado como vehículos de transporte especialmente eficientes para este fin, ya que los virus tienen por naturaleza una gran capacidad para introducir material genético en las células.

En la investigación de la osteoartritis se utilizan tres clases principales de vectores virales, que difieren significativamente en cuanto a sus propiedades biológicas, sus perfiles de seguridad y su eficacia.

Los adenovirus se utilizan con frecuencia debido a su alta eficacia de transfección y su fuerte, aunque temporal, expresión génica. Son capaces de infectar tanto células quiescentes como en división activa, lo que resulta especialmente ventajoso en el caso de condrocitos en gran parte postmitóticos. Sin embargo, una desventaja de los adenovirus es la fuerte reacción inmunológica que pueden desencadenar en el organismo receptor, lo que limita considerablemente la duración de la expresión génica y la aplicabilidad in vivo.

La ventaja de los lentivirus es que integran de forma estable el material genético terapéutico en el genoma de las células diana. Esta integración permite una expresión duradera y estable del gen deseado, lo que resulta especialmente ventajoso en enfermedades crónicas como la artrosis. Sin embargo, esta capacidad de integración también alberga el riesgo de inestabilidad del genoma, ya que las inserciones involuntarias en regiones críticas del genoma pueden dar lugar a transformaciones oncogénicas u otros trastornos graves.

Los virus adenoasociados (AAV) se consideran la variante de vector más segura, ya que sólo provocan reacciones inmunológicas muy bajas y su material genético suele permanecer episomal, es decir, fuera del núcleo celular. Esto reduce significativamente el riesgo de inestabilidad genómica. Sin embargo, la desventaja de los sistemas AAV es su limitada capacidad de material genético, lo que significa que sólo pueden utilizarse para genes o elementos reguladores relativamente pequeños.

A pesar de estos enfoques prometedores, el uso de vectores virales sigue estando asociado a riesgos significativos. Además de los peligros inmunológicos y genéticos ya mencionados, existen incertidumbres sobre el control de la expresión génica, las consecuencias a largo plazo de la modificación genética y la posible activación involuntaria de la proliferación celular, que alberga el riesgo de degeneración tumoral. Por ello, numerosos grupos de investigación de todo el mundo trabajan en el desarrollo de nuevos sistemas de vectores mejorados, selectivos y seguros que maximicen los beneficios terapéuticos y minimicen los riesgos.

6.5.3 La tecnología CRISPR/Cas9 en la investigación de la artrosis

La tecnología CRISPR/Cas9 se considera actualmente uno de los métodos más revolucionarios de edición molecular del genoma. Permite intervenciones precisas, muy específicas y eficaces en el material genético de las células vivas. El sistema se basa en una estrategia original de defensa bacteriana contra los virus y en los últimos años se ha adaptado a aplicaciones médicas. Permite la inactivación selectiva (knock-out) de genes promotores de enfermedades o la modificación y activación selectiva (knock-in) de genes que favorecen los procesos regenerativos.

En la investigación de la artrosis, la aplicación de CRISPR/Cas9 abre perspectivas terapéuticas completamente nuevas. En particular, se está trabajando en el bloqueo de las vías de señalización catabólica mediante la inactivación selectiva de genes. Un ejemplo de ello es el silenciamiento selectivo del gen que codifica la metaloproteinasa de matriz 13 (MMP-13). La MMP-13 es responsable en gran medida de la degradación del colágeno de tipo II y desempeña un papel central en la degradación progresiva del cartílago en la osteoartritis. Mediante la desactivación específica de este gen, la degradación patológica del cartílago debería ralentizarse o, en el mejor de los casos, detenerse por completo.

Al mismo tiempo, se está investigando la posibilidad de promover activamente los procesos regenerativos. La investigación se centra en la activación selectiva de genes responsables de la formación de la matriz extracelular y la síntesis de factores antiinflamatorios. También se está utilizando la tecnología CRISPR para reactivar genes cuya función está inhibida en el entorno degenerativo de la artrosis.

A pesar de su enorme potencial terapéutico, la aplicación de esta tecnología plantea considerables problemas éticos y de seguridad. La mayor preocupación radica en los llamados efectos off-target, es decir, cambios no intencionados en lugares del genoma que no son el objetivo de la modificación. Estos cambios pueden tener consecuencias biológicas impredecibles, desde efectos inocuos hasta patologías graves. También hay preocupaciones éticas en relación con la alteración permanente del genoma humano y la posible transmisión de esos cambios a las generaciones siguientes si se lleva a cabo una modificación de la línea germinal.

La aplicación de la tecnología CRISPR/Cas9 en el tratamiento de la artrosis se encuentra actualmente en fase de investigación preclínica. Los primeros enfoques experimentales se están probando in vitro en cultivos celulares y en modelos animales para validar la eficacia y seguridad de estas intervenciones. La aplicación clínica en seres humanos aún no es posible y sigue siendo un proyecto a largo plazo para el futuro. Los próximos años mostrarán hasta qué punto esta tecnología tiene el potencial de cambiar fundamentalmente el tratamiento de la artrosis y posiblemente marcar un verdadero avance en el campo de la medicina regenerativa.

6.6 Riesgos e implicaciones éticas de las terapias celulares

6.6.1 Riesgos de formación de tumores con terapias de células madre

Un riesgo central en la aplicación clínica de las terapias con células madre, que aún no ha sido totalmente controlado, es el potencial desarrollo de tumores. Este riesgo es especialmente importante cuando se utilizan células madre pluripotentes, que incluyen tanto las células madre embrionarias como las células madre pluripotentes inducidas (células iPS). Las células madre pluripotentes tienen la capacidad de diferenciarse en casi todos los tipos celulares del cuerpo humano. Sin embargo, este alto nivel de plasticidad también alberga el riesgo de proliferación incontrolada y la formación de poblaciones celulares degeneradas.

La formación de los denominados teratomas supone un riesgo especial. Los teratomas son tumores formados por tejido de diferentes capas germinales y desarrollados a partir de células madre indiferenciadas o sólo parcialmente diferenciadas. Estos tumores pueden contener diferentes estructuras tisulares, como piel, hueso, tejido nervioso o glándulas, y pueden ser benignos o malignos. También existe el riesgo de que se desarrollen tumores malignos agresivos a partir de poblaciones celulares inestables, que son difíciles de tratar y suponen un riesgo considerable para el paciente.

Para minimizar estos riesgos, es esencial un riguroso control de calidad de los preparados celulares utilizados. La diferenciación completa de las células madre en la línea celular deseada antes de su aplicación es un factor de seguridad decisivo para evitar que queden en el organismo células indiferenciadas, potencialmente formadoras de tumores. Se utilizan protocolos de diferenciación modernos para garantizar que las células madre se transforman de la forma más completa posible en condiciones de laboratorio estandarizadas.

Además de la diferenciación, las pruebas de estabilidad genética de los preparados celulares revisten una importancia crucial. Los cultivos a largo plazo y las modificaciones genéticas pueden provocar mutaciones en el genoma de las células madre, lo que aumenta el riesgo de proliferación celular degenerativa. Por lo tanto, las células deben examinarse sistemáticamente para detectar aberraciones cromosómicas, mutaciones en las vías de señalización oncogénicas y la expresión de genes asociados al cáncer antes de su aplicación terapéutica. Para ello se utilizan técnicas de biología molecular muy sensibles, como la reacción en cadena de la polimerasa cuantitativa, la secuenciación de alto rendimiento y las matrices especializadas para detectar inestabilidades genómicas.

Sólo mediante la aplicación coherente de estas normas de calidad y seguridad podrá reducirse a un nivel aceptable el riesgo de degeneración tumoral en el contexto de las terapias con células madre. No obstante, el riesgo tumoral sigue siendo un factor crítico que hasta ahora ha limitado la amplia aplicación clínica de estas prometedoras terapias.

6.6.2 Reacciones inmunológicas y procesos de rechazo

Otro riesgo importante asociado a las terapias con células madre son las reacciones inmunológicas, que en el peor de los casos pueden provocar el rechazo completo de las células trasplantadas. Mientras que las terapias celulares autólogas, en las que se extraen, procesan y vuelven a trasplantar las células del propio paciente, son en gran medida inmunológicamente tolerables, las terapias celulares alogénicas suponen un reto considerable para el sistema inmunitario.

En el caso de los trasplantes alogénicos, en los que las células proceden de un donante extranjero, el sistema inmunitario reconoce las estructuras celulares extrañas como una amenaza potencial. Esto puede conducir a una respuesta inmune pronunciada, que se manifiesta en reacciones inflamatorias locales o sistémicas y perjudica masivamente la eficacia terapéutica del tratamiento con células madre. En casos graves, puede producirse un rechazo agudo, que se asocia a complicaciones considerables y a una pérdida completa de las células trasplantadas.

Para minimizar estos riesgos se utilizan diversas estrategias. Una opción es la terapia inmunosupresora concomitante, en la que se suprime farmacológicamente el sistema inmunitario del paciente. Sin embargo, esta estrategia tiene efectos secundarios considerables, como una mayor susceptibilidad a las infecciones y un mayor riesgo de tumores, por lo que no se considera la solución óptima a largo plazo.

Por lo tanto, los enfoques de investigación actuales pretenden reducir la inmunogenicidad de las propias células trasplantadas. Un enfoque innovador es la modificación genética de las células del donante para cambiar la expresión de moléculas de superficie cruciales para el reconocimiento inmunitario. Esto incluye, por ejemplo, la inactivación selectiva de genes responsables de la expresión del complejo mayor de histocompatibilidad (CMH). Con ello se pretende evitar que el sistema inmunitario del receptor reconozca las células trasplantadas como extrañas.

Otra estrategia prometedora es el uso de las llamadas tecnologías de "enmascaramiento inmunitario". Se trata de modificar la superficie de las células de forma que las estructuras inmunológicas relevantes queden enmascaradas o protegidas por materiales biocompatibles. Estas tecnologías se encuentran aún en fase experimental, pero están dando resultados prometedores en estudios preclínicos, que sugieren una reducción de las reacciones inmunitarias y una mejor aceptación de las células.

A largo plazo, la combinación de modificaciones genéticas con biotecnologías específicas podría significar que las terapias con células madre alogénicas puedan utilizarse con seguridad y eficacia sin inmunosupresión permanente.

6.6.3 Cuestiones éticas de la terapia génica

Los rápidos avances de la terapia génica y la modificación de genes plantean una serie de profundas cuestiones éticas que van mucho más allá del plano puramente médico-técnico. Éstas se refieren tanto al tratamiento de la dignidad humana y el derecho a la autodeterminación como a la cuestión de qué intervenciones en la integridad genética humana son social y moralmente aceptables.

La terapia génica germinal, en la que se realizan modificaciones genéticas en las células germinales de una persona, es un tema especialmente controvertido. Dado que este tipo de intervenciones pueden alterar de forma permanente la composición genética de las generaciones futuras, esta forma de terapia génica está prohibida legalmente en la mayoría de los países. Los riesgos asociados y la imprevisibilidad de las consecuencias a largo plazo impiden actualmente ofrecer una justificación ética responsable de tales medidas. También se teme que la terapia génica de la línea germinal provoque una fractura social en la que se críen deliberadamente personas "optimizadas", lo que en el fondo cuestiona tanto los valores sociales como los éticos.

La terapia génica somática, que sólo afecta a las células somáticas y, por tanto, no tiene efectos sobre el material genético de las generaciones posteriores, también está plagada de complejas cuestiones éticas. En particular, se plantea la cuestión de cómo debe evaluarse la relación entre el beneficio médico potencial y los riesgos a largo plazo, que aún no han sido suficientemente investigados. Los pacientes deben estar en condiciones de dar su consentimiento con pleno conocimiento de causa y de forma voluntaria, lo que supone un reto considerable cuando se trata de cuestiones científicas muy complejas.

Otra preocupación ética clave se refiere al acceso a estas terapias innovadoras. En la actualidad, las terapias génicas se asocian a costes muy elevados y sólo están al alcance de un pequeño grupo de pacientes económicamente acomodados. Esto plantea interrogantes sobre la justicia social y la igualdad de acceso al progreso médico. El peligro de la llamada "élite de la medicina genética" no es sólo una consideración teórica, sino un verdadero reto sociopolítico.

Para garantizar unas normas éticas, la protección de los derechos de los pacientes es una prioridad absoluta. Esto incluye una información transparente sobre oportunidades, riesgos e incertidumbres, así como el pleno respeto del derecho de los pacientes a la autodeterminación. Además, es esencial un control y una regulación eficaces de la investigación y su aplicación por comités de ética independientes. Estos comités deben garantizar que los avances médicos y científicos en el campo de la terapia génica se ajusten siempre a los principios éticos fundamentales de dignidad humana, justicia y no daño.

En conclusión, hay que señalar que, aunque la terapia génica abre un enorme potencial terapéutico, sólo podrá utilizarse de forma responsable si se respetan y desarrollan continuamente las directrices éticas y sociales.

6.7 Bibliografía (Capítulo 6)

Barry, F., & Murphy, M. (2013). Mesenchymal stem cells in joint disease and repair. *Nature Reviews Rheumatology*, 9(10), 584-594. https://doi.org/10.1038/nrrheum.2013.109

Caplan, A. I., y Correa, D. (2011). La MSC: Una farmacia de las lesiones. *Cell Stem Cell*, 9(1), 11-15. https://doi.org/10.1016/j.stem.2011.06.008

Chahla, J., Cinque, M. E., Piuzzi, N. S., et al. (2016). A call for standardisation in platelet-rich plasma preparation protocols and composition reporting. *Journal of Bone and Joint Surgery*, 99(20), 1769-1779. https://doi.org/10.2106/JBJS.17.01213

De Bari, C., & Luyten, F. P. (2008). Células madre en el tratamiento de la artrosis. *Annals of the Rheumatic Diseases*, 67(9), 1115-1119. https://doi.org/10.1136/ard.2008.092999

Kouroupis, D., & Correa, D. (2021). Increased mesenchymal stem cell functional potency for enhanced therapeutic applications. *Frontiers in Cell and Developmental Biology*, 9, 626961. https://doi.org/10.3389/fcell.2021.626961

Liu, X., & Hunter, D. J. (2018). Terapia con células madre mesenquimales para la osteoartritis: Perspectivas actuales. *Clinical Interventions in Aging*, 13, 1749-1760. https://doi.org/10.2147/CIA.S149337

Mendicino, M., Bailey, A. M., Wonnacott, K., Puri, R. K., & Bauer, S. R. (2014). Caracterización de productos basados en MSC para ensayos clínicos: Una perspectiva de la FDA. *Cell Stem Cell*, 14(2), 141-145. https://doi.org/10.1016/j.stem.2014.01.013

Orozco, L., Munar, A., Soler, R., et al. (2013). Tratamiento de la artrosis de rodilla con células madre mesenquimales autólogas: Un estudio piloto. *Transplantation*, 95(12), 1535-1541. https://doi.org/10.1097/TP.0b013e318291a2da

Pham, P. V., Vu, N. B., & Phan, N. K. (2018). Tecnología de bioimpresión 3D en medicina regenerativa para la reparación del cartílago. *Frontiers in Cell and Developmental Biology*, 6, 87. https://doi.org/10.3389/fcell.2018.00087

Tao, S. C., & Guo, S. C. (2020). Papel de las vesículas extracelulares en la osteoartritis. *Current Pharmaceutical Design*, 26(5), 507-515. https://doi.org/10.2174/1381612826666200129113133

Toghraie, F. S., Chenari, N., Gholipour, M. A., et al. (2012). Treatment of osteoarthritis with infrapatellar fat pad derived mesenchymal stem cells in rabbit model. *Bio-Medical Materials and Engineering*, 22(2), 63-70. https://doi.org/10.3233/BME-2012-0679

Zhou, Y., & Yu, J. (2021). Exosomes as therapeutic vehicles in osteoarthritis. *Biomaterials Science*, 9(6), 1813-1825. https://doi.org/10.1039/D0BM01993D

7. Métodos físicos e instrumentales de terapia de la artrosis

7.1 Fundamentos del dolor físico y la terapia funcional

7.1.1 Mecanismos de acción de las aplicaciones físicas

La fisioterapia es una rama integradora de la terapia conservadora de la artrosis que se basa en la aplicación selectiva de formas de energía naturales o generadas técnicamente. Entre ellas se encuentran los estímulos térmicos (calor y frío), los efectos mecánicos (por, mediante masajes, vibraciones u ondas de choque), las corrientes eléctricas (corriente de estimulación, ultrasonidos) y los campos electromagnéticos (por, terapia de campo magnético, terapia de alta frecuencia). El objetivo de estas medidas es activar los procesos fisiológicos de regeneración del tejido dañado, aliviar el dolor, mejorar la movilidad y estabilizar o restablecer la funcionalidad general de las estructuras articulares afectadas.

En el contexto específico de la artrosis, las aplicaciones físicas despliegan su efecto a través de varios mecanismos interrelacionados que se inician en distintos niveles del procesamiento biológico de los estímulos.

Un efecto clave de las medidas físicas es el fomento de la circulación sanguínea localizada. Las aplicaciones de calor como el barro, el aire caliente o la radiación infrarroja provocan una vasodilatación de los capilares en , lo que se traduce en un mejor aporte de oxígeno y nutrientes al tejido articular. Al mismo tiempo, se facilita la eliminación de mediadores inflamatorios y productos de degradación. Este aumento de la microcirculación mejora el metabolismo celular en la zona afectada y favorece así los mecanismos naturales de reparación del organismo.

Otro aspecto terapéuticamente relevante es la influencia sobre los procesos inflamatorios. Las aplicaciones de frío como las bolsas de hielo, el aire frío o la crioterapia disminuyen la temperatura tisular local, reducen la actividad de las enzimas proinflamatorias y modulan la liberación de citocinas proinflamatorias como la interleucina-1β o el TNF-α. Al mismo tiempo, se puede estimular la expresión de sustancias mensajeras antiinflamatorias como la interleucina-10, lo que ayuda a estabilizar el entorno inflamatorio en la articulación artrósica.

Otro mecanismo de acción esencial de las formas físicas de terapia es el efecto analgésico, es decir, el alivio del dolor. Esto se consigue, entre otras cosas, inhibiendo la transmisión nociceptiva de estímulos a nivel espinal, por ejemplo mediante la estimulación nerviosa eléctrica transcutánea (TENS). Además, se puede estimular la liberación de opioides endógenos como las endorfinas, lo que conduce a una modulación natural del dolor. Los estímulos mecánicos como el masaje o la vibración también pueden desencadenar la inhibición del dolor a través de las vías neuronales aferentes mediante el denominado principio de control de puerta.

Por último, pero no por ello menos importante, las aplicaciones físicas ayudan a fomentar la movilidad y la función articular. Las aplicaciones de calor y movimiento tienen un efecto relajante muscular y reducen la rigidez articular, lo que mejora la movilidad, especialmente por la mañana o tras periodos de reposo. La mecánica articular también se ve influida positivamente, ya que los estímulos de movilización y estiramiento específicos aflojan las adherencias y mejoran las propiedades viscoelásticas de la articulación. Esto, a su vez, tiene efectos favorables sobre la lubricación de la articulación a través del líquido sinovial y la distribución de la carga dentro del espacio articular.

En conjunto, esto da lugar a una compleja interacción de efectos fisiológicos que hacen de la fisioterapia un valioso componente del tratamiento multimodal de la artrosis, especialmente en las primeras fases de la enfermedad.

7.1.2 Ámbitos de aplicación y limitaciones de la fisioterapia para la artrosis.

La fisioterapia se utiliza principalmente para la artrosis en los estadios inicial y medio de la enfermedad, es decir, en las fases en las que aún no existe un daño estructural articular masivo. El objetivo de las medidas es ralentizar la progresión de la enfermedad, compensar las limitaciones funcionales y reducir o evitar por completo el uso de analgésicos farmacológicos. La fisioterapia puede contribuir significativamente a mantener la calidad de vida y la participación laboral y social, sobre todo en el caso de síntomas leves o moderados.

Un campo de aplicación especialmente importante es el control del dolor intermitente, por ejemplo en caso de irritación inflamatoria intermitente dentro de la articulación. Las aplicaciones selectivas de frío pueden aliviar rápidamente el dolor agudo, mientras que los estímulos térmicos pueden reducir la tensión muscular en afecciones crónicas y favorecer así la movilidad articular. La combinación de medidas físicas con terapia activa del movimiento (por, fisioterapia, terapia ocupacional) suele producir efectos sinérgicos que van más allá del mero control de los síntomas.

La fisioterapia también desempeña un papel importante en un contexto preventivo y rehabilitador. En pacientes con desalineaciones articulares, desequilibrios musculares o un mayor riesgo de artritis, puede ayudar a normalizar las condiciones de carga en la articulación y detener los cambios degenerativos en una fase temprana. Tras intervenciones quirúrgicas como la artroscopia o medidas de conservación de la articulación, ayuda a recuperar la movilidad y a aliviar el dolor.

A pesar de este amplio abanico de posibles aplicaciones, la fisioterapia también tiene claras limitaciones. Éstas son especialmente evidentes en las fases avanzadas de la artrosis, en las que ya se han producido cambios estructurales considerables en la articulación. Entre ellos se incluyen deformidades articulares, defectos pronunciados del cartílago, formación de osteofitos y procesos de remodelación ósea con desalineación axial mecánica. En estos casos, las medidas conservadoras por sí solas ya no son suficientes para mantener de forma permanente la función articular o controlar eficazmente el dolor.

La eficacia de las medidas físicas también puede verse limitada en pacientes con artrosis inflamatoria activada (artrosis activada), especialmente si no existe un tratamiento farmacológico concomitante adecuado. En tales casos, la fisioterapia se utiliza principalmente para el alivio sintomático y para mantener la mayor función residual posible, pero no para influir causalmente en el curso de la enfermedad.

También hay que señalar que no todos los procedimientos físicos están igual de bien documentados científicamente. Mientras que la eficacia de la TENS y la crioterapia, por ejemplo, ha sido ampliamente confirmada en estudios clínicos, la base de pruebas para procedimientos como la terapia de campo magnético o la terapia de ondas de choque sigue siendo incompleta o controvertida. Por lo tanto, la selección de las medidas adecuadas debe basarse siempre en pruebas científicas, personalizarse e integrarse en un concepto terapéutico global.

7.2 Termoterapia

7.2.1 Aplicaciones térmicas: Indicaciones y efectos

La terapia de calor es un procedimiento clásico para la relajación muscular, el alivio del dolor y la mejora de la circulación.

Las aplicaciones incluyen:

- Irradiación de aire caliente
- Paquetes de barro
- Irradiación infrarroja
- Baños calientes o hidroterapia

El calor favorece la vasodilatación, lo que mejora el metabolismo local y el aporte de nutrientes al cartílago y al tejido articular. Al mismo tiempo, se libera la tensión muscular, lo que ayuda a aliviar el dolor.

Las principales indicaciones para las aplicaciones de calor son el dolor crónico y la rigidez en la osteoartritis en fase avanzada.

7.2.2 Aplicaciones del frío (crioterapia): Mecanismos de acción y ámbitos de aplicación

La crioterapia se utiliza en afecciones inflamatorias agudas. La aplicación local de frío provoca vasoconstricción, reduce el metabolismo en los tejidos inflamados e inhibe la liberación de mediadores proinflamatorios.

Formas típicas de aplicación:

- Bolsas de hielo
- Terapia de aire frío
- Baños de agua fría

La aplicación debe limitarse a intervalos cortos para evitar congelaciones y daños en los tejidos.

Las indicaciones son, en particular

- Fases agudas del dolor en la artrosis activada
- Derrames articulares

- Afecciones inflamatorias postoperatorias y posintervenciones

7.3 Electroterapia

7.3.1 Estimulación nerviosa eléctrica transcutánea (TENS)

La estimulación nerviosa eléctrica transcutánea (ENET) es un procedimiento electroterapéutico establecido y no invasivo que se utiliza principalmente para tratar el dolor crónico, incluido el dolor articular causado por la artrosis. El método se basa en la estimulación selectiva de los nervios periféricos mediante impulsos eléctricos que se aplican a través de electrodos fijados a la superficie de la piel.

El efecto terapéutico de la TENS está mediado esencialmente por dos mecanismos fisiológicos. En primer lugar, la transmisión de estímulos nociceptivos en la médula espinal se bloquea **según la teoría de la puerta de control**. Esta teoría afirma que la activación de las fibras nerviosas de conducción rápida, no conductoras del dolor (fibras A-beta) por los impulsos eléctricos puede inhibir la transmisión de señales de dolor a través de las fibras C de conducción lenta en el asta posterior de la médula espinal. Esto reduce o suprime la sensación de dolor en el sistema nervioso central.

En segundo lugar, la terapia TENS **provoca la activación de los sistemas moduladores del dolor del propio organismo**. Al estimular determinadas zonas nerviosas, se estimula la liberación de opioides endógenos, en particular betaendorfinas y encefalinas. Estos mensajeros neuroquímicos tienen un efecto analgésico directo al bloquear los receptores del dolor en el sistema nervioso central.

La aplicación suele realizarse mediante electrodos adhesivos, que se colocan en la zona de la articulación dolorida o a lo largo de las vías nerviosas correspondientes. Los parámetros de estimulación, como la frecuencia, la duración del pulso y la intensidad, se personalizan para lograr un efecto óptimo. Dependiendo de los ajustes, la terapia TENS puede proporcionar un alivio inmediato del dolor o contribuir a una reducción a largo plazo de la intensidad del dolor mediante su uso regular.

La TENS es el tratamiento preferido para el **dolor crónico de la artrosis**, especialmente cuando la terapia del dolor basada en fármacos no es suficientemente eficaz o causa efectos secundarios indeseables. Una ventaja particular de este método es que los pacientes pueden utilizarlo ellos mismos en casa tras recibir instrucciones profesionales. De este modo, los pacientes pueden controlar en gran medida su tratamiento del dolor por sí mismos y mejorar significativamente su calidad de vida.

7.3.2 Terapia de media y alta frecuencia

Además de la terapia TENS, en la terapia electroterapéutica del dolor y el movimiento también se utilizan métodos de frecuencia media y alta, cada uno de los cuales persigue objetivos terapéuticos diferentes.

La terapia de media frecuencia, que incluye la terapia de corriente interferencial, utiliza corrientes eléctricas en la gama de frecuencias entre 1.000 y 10.000 hercios. Al superponer varias corrientes de media frecuencia, se generan oscilaciones de baja frecuencia terapéuticamente eficaces en el tejido diana. Este efecto permite **una estimulación muscular y tisular más profunda** sin irritar excesivamente los receptores cutáneos. El objetivo es aliviar la tensión muscular, mejorar la circulación sanguínea en las capas más profundas del tejido y favorecer el drenaje linfático. Además, se puede conseguir un alivio moderado del dolor, lo que resulta especialmente beneficioso para las dolencias musculares asociadas a la artrosis.

La terapia de alta frecuencia trabaja con frecuencias que van de 10 MHz a varios cientos de MHz e incluye procedimientos como la terapia de onda corta (diatermia). Con ella se consigue **un calentamiento profundo** y controlado **del tejido**, lo que conduce a una mejora de la microcirculación, la relajación muscular y el alivio del dolor. El aumento de la temperatura tisular estimula el metabolismo y favorece la reabsorción de los exudados inflamatorios. Además, la mejora de la circulación sanguínea favorece la eliminación de mediadores inflamatorios, lo que puede tener un efecto positivo en los procesos inflamatorios crónicos de la articulación artrósica.

Sin embargo, la terapia de radiofrecuencia sólo debe utilizarse bajo orientación profesional. Un uso inadecuado puede provocar **el sobrecalentamiento del tejido y daños térmicos**, sobre todo en zonas con piel o tejido finos o en las proximidades de implantes metálicos. Por lo tanto, la selección cuidadosa de los pacientes y los ajustes precisos del dispositivo son cruciales para lograr efectos terapéuticos con seguridad y evitar complicaciones.

7.3.3 Estimulación eléctrica neuromuscular (EENM)

La estimulación eléctrica neuromuscular (EENM) es un procedimiento de electroterapia especializado que se utiliza específicamente para activar y fortalecer los músculos. Este método es especialmente importante para las debilidades musculares relacionadas con la artrosis, ya que los desequilibrios musculares y una estabilización articular inadecuada pueden tener un impacto negativo significativo en la progresión de la artrosis.

Un campo de aplicación típico de la EENM **es la atrofia del cuádriceps en la artrosis de** rodilla, es decir, el desgaste avanzado de la articulación de la rodilla. Como consecuencia del dolor y de la postura de alivio asociada, los pacientes afectados pierden cada vez más los músculos del muslo que son importantes para estabilizar la articulación de la rodilla. Este debilitamiento conduce a una mayor desestabilización de la articulación, lo que puede acelerar el proceso osteoartrítico .

Aquí es donde entra en juego la NMES, que utiliza impulsos eléctricos para desencadenar contracciones musculares selectivas que se corresponden con el efecto de entrenamiento natural.

Se aplica mediante electrodos de superficie que se colocan directamente sobre los grupos musculares afectados. La estimulación controlada de los nervios motores induce contracciones musculares rítmicas que **favorecen el desarrollo**

muscular y de la fuerza. Este efecto no sólo ayuda a mejorar la estabilidad articular, sino que también puede aumentar significativamente el rendimiento funcional en la vida cotidiana.

La EENM se utiliza a menudo en la **rehabilitación postoperatoria**, por ejemplo tras una operación de prótesis articular o una intervención artroscópica, para favorecer la rápida reconstrucción de los músculos. La EENM también puede ser una valiosa alternativa terapéutica para pacientes con movilidad muy reducida que no pueden realizar un entrenamiento muscular activo.

Es importante que la aplicación se inicie bajo orientación profesional para garantizar la colocación correcta de los electrodos, el ajuste óptimo de los parámetros del impulso y una ejecución segura. Cuando se utiliza con regularidad, la EENM puede contribuir de forma significativa a la restauración funcional de la fuerza muscular y a ralentizar la progresión de la artrosis.

7.4 Terapia de campo magnético

7.4.1 Fundamentos de la terapia de campo magnético pulsado

La terapia de campo *electromagnético* pulsado (PEMF) es un avance moderno de las aplicaciones clásicas de campo magnético. En concreto, utiliza campos electromagnéticos pulsantes de baja frecuencia para influir terapéuticamente en los procesos biológicos de los tejidos. A diferencia de los campos magnéticos estáticos, que tienen una intensidad de campo constante, los campos magnéticos pulsátiles se caracterizan por su cambio dinámico de frecuencia e intensidad, lo que permite un efecto más profundo y variable en los procesos celulares.

La base biofísica del PEMF se fundamenta en el principio de que los campos electromagnéticos inducen corrientes eléctricas en los tejidos biológicos. Estas **corrientes iónicas inducidas** influyen principalmente en la actividad de los canales iónicos activados por voltaje en las membranas celulares, lo que conduce a una modulación del nivel de calcio intracelular y otros procesos electroquímicos. El metabolismo del calcio desempeña un papel central en la regulación del metabolismo celular, la proliferación y la diferenciación de las células, incluidos los condrocitos, que son relevantes para la regeneración del cartílago.

Además, el PEMF mejora **el flujo sanguíneo** local **y la microcirculación** en el tejido. Estos efectos contribuyen a un mejor suministro de oxígeno y nutrientes al tejido articular dañado y favorecen simultáneamente la eliminación de metabolitos nocivos y mediadores inflamatorios. De este modo se refuerzan los mecanismos de reparación del propio organismo y se crea un entorno microecológico favorable para los procesos de regeneración.

Otro enfoque terapéutico del PEMF consiste **en influir en la expresión génica**. Los estudios han demostrado que ciertas frecuencias e intensidades de campo de la terapia de campo magnético pulsado pueden modular la actividad de genes que están asociados con la inhibición de procesos inflamatorios y la promoción de vías de señalización regenerativas del cartílago. Se puede aumentar la expresión de citocinas antiinflamatorias como la interleucina-10 e inhibir al mismo tiempo la producción de mediadores proinflamatorios como la interleucina-1β y el TNF-α. La síntesis de componentes de la matriz extracelular, como el colágeno de tipo II y el agrecano, también se ve influida positivamente por esta forma de terapia, que puede estabilizar la estructura del cartílago a largo plazo.

El PEMF suele aplicarse mediante aplicadores especiales o esterillas de campo magnético capaces de generar campos magnéticos pulsátiles de forma selectiva en la zona de las articulaciones afectadas. Los rangos de frecuencia suelen oscilar entre 1 y 100 hercios, por lo que la elección exacta de la frecuencia y la intensidad se adapta individualmente a los síntomas y al objetivo terapéutico.

7.4.2 Eficacia clínica y evaluación científica

La evaluación científica de la terapia de campo magnético, especialmente la PEMF, se caracteriza por una cierta heterogeneidad. Mientras que algunos estudios clínicos demuestran un beneficio significativo del método en el tratamiento del dolor y las limitaciones funcionales de la artrosis, otros estudios llegan a la conclusión de que no se puede determinar ningún beneficio terapéutico más allá del efecto placebo.

Los resultados positivos se encuentran sobre todo en los estudios que han investigado el PEMF en la **osteoartritis de la articulación de la rodilla y la cadera**. En varios ensayos controlados aleatorizados se observó una reducción moderada pero significativa de la intensidad del dolor y una mejora de la función articular. Algunos estudios también han demostrado una recuperación funcional acelerada en la rehabilitación postoperatoria tras una artroplastia utilizando PEMF.

Sin embargo, hay que señalar críticamente que los estudios se realizaron a menudo en condiciones muy diferentes, lo que dificulta la comparación de los resultados. Las frecuencias, intensidades de campo, duraciones de aplicación y protocolos terapéuticos utilizados varían considerablemente, lo que dificulta la evaluación clara de la eficacia clínica. Además, algunos de los estudios positivos presentan deficiencias metodológicas, como el reducido número de casos, la falta de cegamiento o la insuficiente observación a largo plazo.

En general, el PEMF se considera **una medida complementaria bien tolerada** en el tratamiento conservador de la artrosis**, con escasos efectos secundarios**. Es especialmente adecuado como parte de una terapia multimodal que incluya también terapia de ejercicio activo, medicación y otras aplicaciones físicas. Debido a sus mínimos efectos secundarios, la FEMP también puede utilizarse en pacientes que no pueden beneficiarse plenamente de las terapias farmacológicas debido a intolerancias o contraindicaciones.

A pesar de los informes de casos individuales positivos y de algunos resultados de estudios prometedores, la terapia de campo magnético no debe considerarse un sustituto de la terapia causal o basada en pruebas. Su uso debe evaluarse siempre de forma individual y sólo como medida complementaria en el marco de un concepto de tratamiento integral. Se requieren futuros estudios a largo plazo de alta calidad metodológica para determinar la importancia exacta de esta forma de terapia en el contexto del tratamiento de la artrosis basado en la evidencia.

7.5 Terapia con ultrasonidos y ondas de choque

7.5.1 Ultrasonidos terapéuticos: formas de aplicación y efectos.

La terapia con ultrasonidos es un procedimiento establecido en medicina física que se basa en el uso selectivo de ondas sonoras de alta frecuencia en la gama de frecuencias de 0,8 a 3 MHz. Estas ondas sonoras se introducen en el tejido a través de transductores especiales, donde provocan **efectos mecánicos** y **térmicos**. Las ondas sonoras generan microvibraciones en el tejido, que desencadenan diversas reacciones biológicas a nivel celular.

Uno de los efectos fisiológicos más importantes de la terapia con ultrasonidos es la **estimulación de la microcirculación**. La estimulación mecánica de las paredes de los vasos y del tejido conjuntivo circundante conduce a una mejora de la circulación sanguínea en la zona tratada. Este efecto favorece la eliminación de productos metabólicos nocivos y facilita el suministro de oxígeno y nutrientes a los tejidos, lo que reviste especial importancia terapéutica en las zonas articulares degenerativas con mala circulación.

Otro efecto clave es la **mejora de la actividad metabólica celular**. Las vibraciones mecánicas y el calor que generan aumentan la actividad enzimática en las células tratadas y estimulan los procesos energéticos mitocondriales. Esto activa los mecanismos de regeneración y reparación en el cartílago y el tejido conjuntivo dañados.

Cabe destacar especialmente el **fomento de la neosíntesis de colágeno**, un efecto crucial para la estabilización estructural y la conservación a largo plazo de la función articular. El colágeno es uno de los principales componentes de la matriz extracelular del cartílago y el tejido conjuntivo. Al estimular los tipos de células fibroblásticas, se estimula la producción de colágeno de los tipos I y II, lo que puede mejorar la estabilidad y la resistencia de los tejidos a largo plazo.

Los ultrasonidos terapéuticos también **reducen el dolor al influir en la conductividad nerviosa**. Las ondas sonoras modulan la excitabilidad de los nervios periféricos y, por tanto, tienen un efecto analgésico. Además, se estimula la liberación de neurotransmisores moduladores del dolor, lo que puede conducir a una mejora de los síntomas subjetivos del dolor.

En cuanto a las formas de aplicación, se distinguen dos métodos principales:

- **Ultrasonidos continuos:** Las ondas sonoras se emiten sin interrupción, lo que provoca principalmente un calentamiento significativo de los tejidos. Estos efectos térmicos son beneficiosos para los síndromes de dolor crónico y tensión muscular, ya que mejoran la elasticidad del tejido conjuntivo, tienen un efecto positivo en la viscosidad del líquido sinovial y favorecen la relajación muscular.

- **Ultrasonidos pulsados:** Este método emite ondas sonoras a intervalos cortos y crea principalmente micromasajes mecánicos del tejido. Este efecto está especialmente indicado para irritaciones agudas y estructuras tisulares sensibles, ya que el desarrollo de calor permanece limitado, mientras que los estímulos mecánicos favorecen la regeneración y el drenaje linfático.

La terapia con ultrasonidos es el tratamiento preferido para las **dolencias articulares crónicas** y los **cambios degenerativos** como la artrosis. Esta terapia se ha consolidado como un valioso complemento para el tratamiento del dolor y la mejora funcional, sobre todo en el ámbito de la articulación de la rodilla y las pequeñas articulaciones periféricas.

7.5.2 Tratamiento con ondas de choque extracorpóreas (ESWT): Indicaciones y evidencia

La terapia con ondas de choque extracorpóreas (ESWT) es un procedimiento moderno y no invasivo que introduce ondas de presión mecánicas de alta energía en el tejido enfermo de forma selectiva. Desarrollada originalmente en urología para romper cálculos renales, la ESWT se ha establecido ahora como parte integrante de la terapia ortopédica del dolor y el tratamiento de enfermedades articulares degenerativas.

El efecto terapéutico de la ESWT se basa en la generación de **estímulos mecánicos** que provocan microtraumatismos en el tejido tratado. Estas microlesiones controladas estimulan una **reacción biológica de cicatrización**. Como resultado del tratamiento, se liberan factores de crecimiento como el **factor de crecimiento endotelial vascular (VEGF)** y el **factor de crecimiento transformante beta (TGF-β)**. Estos factores son cruciales para la angiogénesis, es decir, la formación de nuevos vasos sanguíneos, y favorecen la regeneración celular en la zona del tejido articular dañado.

Además, la estimulación mecánica mejora la **circulación sanguínea** local, lo que aumenta la actividad metabólica en el tejido tratado con y facilita la eliminación de mediadores inflamatorios. Este proceso contribuye significativamente a aliviar el dolor y mejorar la funcionalidad de la articulación.

Otro importante mecanismo de acción de la ESWT es la **neuromodulación**. Las ondas de presión de alta energía reducen la actividad de las fibras nerviosas conductoras del dolor, lo que puede provocar una reducción inmediata de la sensación de dolor. Este efecto tiene especial relevancia clínica en los síndromes de dolor crónico.

Las indicaciones para la ESWT incluyen

- **Gonartrosis temprana a moderada (artrosis de la articulación de la rodilla):** En estas fases, la ESWT puede ayudar a reducir el dolor y mejorar la función articular antes de que se produzcan daños estructurales irreversibles.

- **Síndrome de dolor femoropatelar:** la ESWT puede proporcionar alivio específico y aliviar el dolor en la zona de la rótula.

- **Tendinopatías en relación con cambios artrósicos articulares:** La ESWT se utiliza con éxito para la irritación tendinosa y los cambios tendinosos degenerativos para promover la regeneración de las estructuras afectadas.

La **eficacia clínica de la ESWT** ha quedado demostrada en numerosos estudios, sobre todo en lo que respecta a un **alivio significativo del dolor** y una mejora a corto plazo de la función articular. Estos efectos positivos suelen observarse tras unos pocos ciclos de tratamiento y contribuyen notablemente a mejorar la calidad de vida.

Sin embargo, aún no se ha demostrado claramente la **mejora estructural a largo plazo del tejido cartilaginoso**. Aunque los estudios preclínicos aportan pruebas de efectos regenerativos en el cartílago, estos resultados aún no se han confirmado sin lugar a dudas en estudios a largo plazo de gran tamaño y alta calidad metodológica en seres humanos. Por lo tanto, la ESWT debe considerarse principalmente una terapia sintomática y funcional como parte de un plan de tratamiento integral.

7.6 Láser y fototerapia

7.6.1 Terapia con láser de baja intensidad (LLLT)

La terapia con láser de baja intensidad (TLBI), también conocida como **terapia con láser frío**, es un procedimiento de medicina física moderna que utiliza específicamente luz en la gama de longitudes de onda de **600 a 1000 nanómetros**. A diferencia de los láseres de alta potencia, la LLLT utiliza una baja densidad de energía, lo que significa que no se produce un calentamiento significativo del tejido. En su lugar, la luz láser despliega **efectos bioestimuladores** a nivel celular, que inician diversos procesos regenerativos y antiinflamatorios.

Los beneficios terapéuticos de la LLLT se basan en varios mecanismos moleculares bien estudiados. En el centro se encuentra la **estimulación de la citocromo C oxidasa mitocondrial**, una enzima clave de la cadena respiratoria. La absorción de la luz láser aumenta la actividad de esta enzima, lo que conduce a un aumento de la **producción** intracelular **de adenosín trifosfato (ATP)**. El ATP es la fuente de energía más importante para los procesos de reparación y regeneración celular. La mayor disponibilidad de energía en las células favorece especialmente la actividad metabólica de los condrocitos y las células del tejido conjuntivo, que son esenciales para mantener y reconstruir la estructura del cartílago.

Otro mecanismo de acción clave de la LLLT es la **inhibición de citocinas proinflamatorias** como el **factor de necrosis tumoral-α (TNF-α)** y la **interleucina-1β (IL-1β)**. Ambas sustancias mensajeras desempeñan un papel central en la fisiopatología de la artrosis, ya que promueven procesos inflamatorios en el tejido articular, alteran la homeostasis del cartílago y aceleran la degradación de la matriz extracelular. Al inhibir específicamente estas citocinas, la LLLT contribuye a estabilizar el entorno articular y a reducir los procesos inflamatorios dolorosos.

Además, la LLLT **favorece la síntesis de colágeno**, en particular la producción de colágeno de tipo II, de gran importancia para la integridad estructural del cartílago articular. La estimulación de las células cartilaginosas contribuye **al mantenimiento de la homeostasis del cartílago** y puede contrarrestar los procesos degenerativos, aunque no quepa esperar una regeneración completa del cartílago dañado.

Los estudios clínicos demuestran que la LLLT puede proporcionar **un alivio moderado del dolor** y una **mejora funcional de la movilidad articular** en la artrosis, especialmente cuando se utiliza con regularidad. Por lo general, los mejores resultados se obtienen cuando la LLLT **se utiliza en combinación con otras medidas terapéuticas** como la terapia de ejercicio, la terapia del dolor basada en fármacos y las aplicaciones físicas. Las principales ventajas de la LLLT son que se tolera bien, no produce dolor y puede realizarse en régimen ambulatorio o en casa.

7.6.2 Terapia láser de alta intensidad (HILT)

La terapia láser de alta intensidad (HILT) es un perfeccionamiento de la terapia láser clásica que, a diferencia de la LLLT, trabaja con **densidades de energía y potencias de**

láser significativamente mayores. Este mayor aporte de energía consigue una penetración mucho más profunda en los tejidos, lo que permite un tratamiento intensivo de estructuras más profundas como músculos, ligamentos, cápsulas articulares e incluso tejido próximo al cartílago.

Además del conocido **efecto bioestimulador** a nivel celular, que también desempeña un papel en la terapia con láser de baja intensidad, el HILT también tiene un pronunciado **efecto térmico**. El calentamiento del tejido provoca una **vasodilatación** local, es decir, una dilatación de los vasos sanguíneos, lo que mejora **la microcirculación** en el tejido tratado. Este aumento del flujo sanguíneo localizado contribuye a un mejor aporte de nutrientes y oxígeno a las zonas afectadas y facilita la eliminación de los productos de desecho metabólicos y los mediadores inflamatorios.

Otro efecto importante de la HILT es **la relajación** muscular, que se consigue calentando capas profundas de tejido. Este efecto puede ser de gran utilidad terapéutica, sobre todo en el caso de la tensión muscular relacionada con la artrosis en articulaciones grandes como la rodilla, la cadera y el hombro.

La HILT se utiliza principalmente en los **síndromes de dolor crónico** y en la **rehabilitación tras una intervención quirúrgica**. Los ámbitos de aplicación típicos son los pacientes con dolor articular crónico en el contexto de enfermedades degenerativas que no responden adecuadamente a las medidas convencionales, así como los pacientes postoperados que buscan una reducción rápida del dolor y una recuperación funcional.

Las pruebas científicas sobre la HILT **siguen siendo limitadas**, lo que se debe principalmente a la relativamente corta disponibilidad de esta tecnología y a la heterogeneidad de los diseños de los estudios. Aunque faltan estudios aleatorizados de alta calidad sobre la eficacia a largo plazo, numerosos pacientes informan de **un alivio significativo del dolor a corto plazo** y de una **notable mejora de la función articular** tras unas pocas sesiones de tratamiento. Estos efectos positivos se atribuyen principalmente a la rápida influencia de sobre el dolor y los procesos inflamatorios, así como a la mejora de la regeneración tisular local.

A pesar del número limitado de estudios, la HILT se utiliza cada vez más en la práctica clínica como medida complementaria en los conceptos de tratamiento multimodal. Sin embargo, debe ser utilizada por especialistas experimentados, ya que la alta densidad de energía puede provocar efectos secundarios indeseables como quemaduras cutáneas o daños en tejidos más profundos si se utiliza de forma incorrecta.

7.7 Terapias combinadas y enfoques integradores

7.7.1 Programas de fisioterapia multimodal

Una medida física aislada suele tener un efecto limitado en la artrosis.

Los programas de tratamiento eficaces combinan diversas terapias físicas, adaptadas a los síntomas individuales y al estadio de la enfermedad.

Por ejemplo, una combinación de aplicaciones de calor para relajar los músculos, seguida de estimulación eléctrica neuromuscular para fortalecer los músculos y, por último, terapia TENS para aliviar el dolor puede lograr un efecto sinérgico. Estos programas multimodales también se utilizan cada vez más en la rehabilitación hospitalaria y ambulatoria.

7.7.2 Integración en planes de terapia holística

Los procedimientos físicos e instrumentales deben integrarse siempre en un concepto global de tratamiento.

La combinación de terapias farmacológicas, cambios dietéticos, tratamiento psicológico del dolor y terapias de ejercicio dirigidas ofrece las mejores posibilidades de una mejora duradera de la calidad de vida.

El intercambio interdisciplinar entre ortopedas, fisioterapeutas, terapeutas del dolor y psicólogos es de vital importancia para garantizar una terapia individualizada, basada en las necesidades y exitosa a largo plazo.

7.8 Bibliografía (Capítulo 7)

Ay, S., Evcik, D., & Kavuncu, V. (2010). Effectiveness of pulsed electromagnetic field therapy in knee osteoarthritis: A randomised, controlled trial. *Rheumatology International*, 30(3), 357-363. https://doi.org/10.1007/s00296-009-0983-9

Brosseau, L., Wells, G. A., Brosseau, M., et al. (2012). Terapia con láser de baja intensidad (Clases I, II y III) para el tratamiento de la osteoartritis (Revisión Cochrane traducida). *Base de datos Cochrane de revisiones sistemáticas*, (12), CD010035. https://doi.org/10.1002/14651858.CD010035

Clijsen, R., Leoni, D., Schneebeli, A., & Barbero, M. (2017). El efecto de la terapia con láser de baja intensidad sobre el dolor en pacientes con osteoartritis de rodilla: Una revisión sistemática y meta-análisis. *Clinical Rehabilitation*, 31(5), 596-608. https://doi.org/10.1177/0269215516653814

Dantas, L. O., Salvini, T. F., & McAlindon, T. E. (2021). Osteoartritis de rodilla: tratamientos clave y terapias emergentes. *BMJ*, 372, n567. https://doi.org/10.1136/bmj.n567

Giggins, O. M., Persson, U. M., & Caulfield, B. M. (2013). Biofeedback en rehabilitación. *Journal of NeuroEngineering and Rehabilitation*, 10(1), 60. https://doi.org/10.1186/1743-0003-10-60

Page, M. J., Green, S., McBain, B., et al. (2016). Modalidades de electroterapia para la osteoartritis de rodilla (Revisión Cochrane traducida). *Base de datos Cochrane de revisiones sistemáticas*, (6), CD002823. https://doi.org/10.1002/14651858.CD002823

Pieber, K., Marth, R., & Schuhfried, O. (2014). La eficacia de la estimulación nerviosa eléctrica transcutánea (TENS) para el tratamiento del dolor crónico: Un meta-análisis de ensayos controlados aleatorios. *Physical Therapy Reviews*, 19(3), 156-163. https://doi.org/10.1179/1743288X14Y.0000000071

Vavken, P., Arrich, F., Schuhfried, O., & Dorotka, R. (2009). Effectiveness of pulsed electromagnetic field therapy in the management of osteoarthritis of the knee: A meta-analysis of randomised controlled trials. *Osteoarthritis and Cartilage*, 17(3), 321-327. https://doi.org/10.1016/j.joca.2008.08.005

Wang, C., Schmid, C. H., Rones, R., et al. (2010). A randomised trial of tai chi for fibromyalgia. *New England Journal of Medicine*, 363(8), 743-754. https://doi.org/10.1056/NEJMoa0912611

Zeng, C., Li, H., Yang, T., et al. (2015). Effectiveness of extracorporeal shockwave therapy for knee osteoarthritis: A systematic review and meta-analysis (Eficacia de la terapia con ondas de choque extracorpóreas para la osteoartritis de rodilla: revisión sistemática y metaanálisis). *Journal of Orthopaedic Research*, 33(5), 659-666. https://doi.org/10.1002/jor.22816

8. Terapia nutricional y de micronutrientes

8.1 Influencia de la nutrición en la evolución de la artrosis

8.1.1 Sobrepeso y tensión mecánica en las articulaciones

El sobrepeso es uno de los factores de riesgo más importantes para el desarrollo y la progresión de la artrosis. El peso corporal adicional aumenta la carga mecánica sobre las articulaciones, especialmente las que soportan peso, como las rodillas, las caderas y las pequeñas articulaciones vertebrales de la columna lumbar.

Cualquier reducción de peso tiene un efecto positivo demostrable en la evolución de la enfermedad. Los estudios demuestran que una reducción del peso corporal de tan sólo entre el cinco y el diez por ciento puede conllevar una reducción significativa del dolor y una mejora de la función articular.

Además, la obesidad no sólo favorece mecánicamente la degeneración articular, sino que también contribuye a la progresión de la enfermedad a través de vías metabólicas. El tejido adiposo es un órgano hormonalmente activo que produce citocinas proinflamatorias como la interleucina-6 (IL-6), el factor de necrosis tumoral-α (TNF-α) y la leptina, que amplifican los procesos inflamatorios sistémicamente.

8.1.2 Componentes alimentarios que favorecen e inhiben la inflamación

La dieta puede contribuir significativamente a la modulación de los procesos inflamatorios.

Ingredientes que favorecen la inflamación:

- Ácidos grasos saturados (por ejemplo, de grasas animales y productos precocinados)
- Grasas trans (especialmente en alimentos procesados industrialmente)
- Hidratos de carbono refinados y azúcares que estimulan la liberación de mediadores proinflamatorios
- Consumo excesivo de carne roja y carne procesada

Ingredientes antiinflamatorios:

- Ácidos grasos omega-3 (EPA y DHA) procedentes del pescado azul, que inhiben la síntesis de eicosanoides proinflamatorios.
- Antioxidantes como la vitamina C, la vitamina E y los fitoquímicos (por ejemplo, flavonoides y carotenoides).
- Polifenoles del té verde, las bayas, el aceite de oliva y el chocolate negro
- Curcumina de la raíz de cúrcuma, que inhibe la activación de NF-$\varkappa$B

Un cambio constante en la dieta hacia una dieta antiinflamatoria puede tener un efecto positivo en la actividad de la enfermedad y reducir la necesidad de analgésicos.

8.2 Terapia con micronutrientes

8.2.1 La vitamina D y el calcio en el metabolismo óseo

La vitamina D desempeña un papel fundamental en el metabolismo del calcio y es esencial para la salud ósea. Una carencia de vitamina D conduce a un deterioro de la mineralización ósea, que no sólo favorece la osteoporosis, sino también la progresión de la artrosis.

La vitamina D también tiene un efecto inmunomodulador e inhibe la liberación de citoquinas proinflamatorias. Los estudios demuestran que un bajo nivel de vitamina D se asocia a una mayor prevalencia y gravedad de la osteoartritis.

La suplementación combinada de vitamina D y calcio es especialmente útil en pacientes de edad avanzada para estabilizar la estructura ósea y ralentizar los procesos de remodelación subcondral.

8.2.2 Importancia de los ácidos grasos omega-3 para la salud del cartílago

Los ácidos grasos omega-3 tienen un fuerte efecto antiinflamatorio a través de la formación de resolvinas y protectinas.

La inhibición competitiva del metabolismo del ácido araquidónico reduce la producción de eicosanoides proinflamatorios, al tiempo que favorece la de mediadores antiinflamatorios.

Numerosos estudios han demostrado que la suplementación regular con ácidos grasos omega-3 (especialmente EPA y DHA) puede reducir significativamente el dolor de la artrosis y mejorar la función articular.

La dosis recomendada es de 1,5 a 3 gramos al día en forma de cápsulas de aceite de pescado o como parte de una dieta rica en pescado.

8.2.3 Oligoelementos: Zinc, selenio y manganeso

Los oligoelementos desempeñan un papel importante en el mantenimiento de la capacidad antioxidante del organismo y la estabilidad del tejido cartilaginoso.

- **El zinc** es un componente de numerosas enzimas que intervienen en la reparación celular y la modulación inmunitaria. Una carencia de zinc perjudica la regeneración del cartílago y favorece los procesos inflamatorios.

- **El selenio** es un cofactor esencial de la glutatión peroxidasa, uno de los sistemas enzimáticos antioxidantes más importantes. La carencia de selenio puede provocar un aumento de la carga oxidativa de los condrocitos.

- **El manganeso** interviene en la síntesis de proteoglicanos, esenciales para la integridad estructural de la matriz del cartílago.

La suplementación dirigida de estos oligoelementos puede ayudar a reducir el estrés oxidativo en la articulación y ralentizar la degradación del cartílago.

8.3 Uso de antioxidantes

8.3.1 Efecto de las vitaminas C y E en los procesos oxidativos del cartílago.

La vitamina C (ácido ascórbico) es un antioxidante clave en el cuerpo humano y desempeña un papel esencial en la síntesis del colágeno, principal componente de la matriz del cartílago.

Además, la vitamina C protege las células del daño oxidativo causado por los radicales libres, que se producen cada vez más durante los procesos inflamatorios de las articulaciones artrósicas. Los estudios demuestran que un aporte suficiente de vitamina C puede ralentizar la progresión de la degeneración del cartílago.

La vitamina E (tocoferol) es un antioxidante liposoluble que protege las membranas lipídicas de los condrocitos del estrés oxidativo. Al inhibir la peroxidación lipídica, la vitamina E contribuye a preservar la integridad de las membranas celulares y a reducir los daños relacionados con la inflamación.

Los estudios clínicos han demostrado un alivio moderado del dolor y una mejora de la función articular con la administración de suplementos de vitamina E, especialmente en combinación con otras sustancias antioxidantes.

8.3.2 La coenzima Q10 y su papel en el metabolismo celular.

La coenzima Q10 (ubiquinona) es un elemento esencial de la cadena respiratoria mitocondrial y, por tanto, crucial para la producción de energía celular.

También actúa como un potente antioxidante que protege a los condrocitos del daño oxidativo.

Una deficiencia de coenzima Q10 conduce a una menor producción de energía en las células del cartílago y a una mayor susceptibilidad al estrés oxidativo.

Los estudios de suplementación demuestran que la coenzima Q10 mejora la función mitocondrial, reduce la liberación de citoquinas proinflamatorias y puede mejorar la calidad de vida en pacientes con enfermedad articular degenerativa crónica.

8.4 Fitoterapia

8.4.1 La curcumina y sus efectos antiinflamatorios

La curcumina, el principal principio activo de la raíz de cúrcuma (Curcuma longa), es conocida por sus potentes propiedades antiinflamatorias y antioxidantes.

La curcumina inhibe la activación del factor nuclear kappa B (NF-иB), que interviene significativamente en el desarrollo y mantenimiento de los procesos inflamatorios.

Además, la curcumina bloquea la actividad de la ciclooxigenasa-2 (COX-2) y la lipoxigenasa, lo que suprime la síntesis de eicosanoides proinflamatorios.

Estudios controlados aleatorizados demuestran que la curcumina en forma de extracto estandarizado puede conseguir efectos analgésicos comparables a los de los antiinflamatorios no esteroideos, pero con un perfil de efectos secundarios significativamente mejor.

8.4.2 Jengibre, boswellia y otros extractos de plantas

El jengibre (Zingiber officinale) contiene sustancias bioactivas como los gingeroles y los shogaoles, que tienen un efecto antiinflamatorio y analgésico. Los preparados de jengibre han demostrado ser especialmente eficaces para aliviar el dolor y mejorar la movilidad en casos de artrosis de rodilla.

La Boswellia serrata (incienso) contiene ácidos boswélicos, que tienen un efecto inhibidor sobre la 5-lipoxigenasa, una enzima clave en el metabolismo inflamatorio.

Se ha demostrado que los extractos de incienso reducen la actividad inflamatoria y alivian el dolor en dolencias artríticas.

Otras sustancias vegetales prometedoras son

- **Polifenoles del té verde:** Potente antioxidante y antiinflamatorio al inhibir la vía de señalización NF-иB.

- **Garra del diablo (Harpagophytum procumbens):** Analgésico y antiinflamatorio, bien tolerado para el dolor articular crónico.

8.5 Nutrición funcional y dietas

8.5.1 La dieta mediterránea como concepto nutricional protector

La dieta mediterránea se caracteriza por una elevada proporción de alimentos de origen vegetal, el aceite de oliva como principal fuente de grasa, un consumo moderado de pescado y una baja proporción de carne roja.

Esta dieta es rica en ácidos grasos omega-3, antioxidantes, fitoquímicos y fibra.

Numerosos estudios han demostrado que la dieta mediterránea reduce los procesos inflamatorios sistémicos, tiene un efecto positivo sobre el síndrome metabólico y ayuda a aliviar el dolor crónico.

En pacientes con osteoartritis, el cambio a una dieta mediterránea logró una mejora significativa de la calidad de vida y una reducción del consumo de analgésicos.

8.5.2 Dietas bajas en carbohidratos y cetogénicas en la terapia de la osteoartritis.

En estudios recientes, las dietas bajas en carbohidratos y las dietas cetogénicas han mostrado efectos positivos sobre las enfermedades inflamatorias crónicas.

Reducir el azúcar y los carbohidratos refinados disminuye los niveles de insulina y reduce la liberación de citoquinas proinflamatorias.

La dieta cetogénica, que se caracteriza por una ingesta extremadamente baja de hidratos de carbono y un alto contenido en grasas, favorece la formación de cuerpos cetónicos, en particular de beta-hidroxibutirato.

Este metabolito tiene un efecto antiinflamatorio directo al inhibir la activación del inflamasoma NLRP3, un factor clave en la regulación de la inflamación.

Aunque aún están pendientes los estudios a largo plazo sobre el uso de dietas cetogénicas para la osteoartritis, los resultados iniciales indican que tanto el peso corporal puede reducirse como los procesos inflamatorios en la articulación pueden inhibirse.

8.6 Bibliografía (Capítulo 8)

Arden, N., & Nevitt, M. C. (2006). Osteoartritis: Epidemiología. *Best Practice & Research Clinical Rheumatology*, 20(1), 3-25. https://doi.org/10.1016/j.berh.2005.09.007

Baker, K. R., Matthan, N. R., Lichtenstein, A. H., et al. (2011). Association of plasma phospholipid n-3 and n-6 fatty acids with physical function in mobility-limited older adults. *European Journal of Clinical Nutrition*, 65(3), 282-289. https://doi.org/10.1038/ejcn.2010.261

Bisht, S., & Bist, S. S. (2011). Curcumin: A potential therapeutic agent for chronic inflammatory diseases. *Journal of Advanced Pharmaceutical Technology & Research*, 2(1), 11-18. https://doi.org/10.4103/2231-4040.79796

Chaganti, R. K., & Felson, D. T. (2013). Factores nutricionales y osteoartritis: Una revisión. *Current Opinion in Rheumatology*, 25(1), 80-85. https://doi.org/10.1097/BOR.0b013e32835a941d

Felson, D. T. (2010). La osteoartritis como enfermedad de la mecánica. *Osteoarthritis and Cartilage*, 18(3), 305-310. https://doi.org/10.1016/j.joca.2009.12.008

Henrotin, Y., Lambert, C., Couchourel, D., Ripoll, C., & Chiotelli, E. (2011). Nutracéuticos: ¿representan una nueva era en el tratamiento de la osteoartritis? Una revisión narrativa de las lecciones aprendidas con cinco productos. *Osteoarthritis and Cartilage*, 19(1), 1-21. https://doi.org/10.1016/j.joca.2010.10.017

Leech, R. M., McNaughton, S. A., & Worsley, A. (2015). El papel del equilibrio energético en la prevención y el tratamiento de la osteoartritis. *Obesity Reviews*, 16(7), 557-571. https://doi.org/10.1111/obr.12285

Perricone, C., Bartoloni, E., Bursi, R., et al. (2015). Dieta mediterránea y prevención de enfermedades crónicas. *Clinical Reviews in Allergy & Immunology*, 50(1), 1-22. https://doi.org/10.1007/s12016-015-8497-8

Shapiro, B. H., & Principe, M. F. (2015). El papel de los suplementos dietéticos en la osteoartritis: Evidencia actual y recomendaciones. *Journal of Clinical Rheumatology*, 21(8), 451-457. https://doi.org/10.1097/RHU.0000000000000304

Zhuo, Q., Yang, W., Chen, J., & Wang, Y. (2012). Metabolic syndrome meets osteoarthritis. *Nature Reviews Rheumatology*, 8(12), 729-737. https://doi.org/10.1038/nrrheum.2012.135

9. Terapias psicológicas y conductuales

9.1 Importancia de los factores psicosociales en la artrosis

9.1.1 Influencia del estrés, la depresión y la ansiedad en la evolución de la enfermedad.

Los factores psicosociales desempeñan un papel fundamental en enfermedades crónicas como la artrosis. La relación recíproca entre el estrés psicológico y la experiencia del dolor está bien documentada.

El estrés crónico provoca la activación del eje hipotalámico-hipofisario-suprarrenal (eje HPA) y la liberación de hormonas del estrés como el cortisol. La activación prolongada de estos sistemas puede intensificar la percepción del dolor, reducir la tolerancia al dolor y promover la actividad inflamatoria en el organismo.

Los estados de ánimo depresivos y los trastornos de ansiedad son especialmente frecuentes en los pacientes con artrosis. El dolor persistente, la pérdida de movilidad y la reducción de la calidad de vida asociada favorecen la aparición de comorbilidades psicológicas.

Por el contrario, la depresión y la ansiedad empeoran la percepción subjetiva del dolor y favorecen el desarrollo de un comportamiento pasivo ante la enfermedad, lo que aumenta la inactividad física y el aislamiento social.

9.1.2 Distorsiones cognitivas y sus efectos en la percepción del dolor

Las distorsiones cognitivas como la catastrofización y la percepción selectiva refuerzan la evaluación negativa del dolor y promueven patrones de comportamiento disfuncionales.

La catastrofización se caracteriza por la expectativa constante de que el dolor aumentará o ya no podrá controlarse. Esto conduce a una mayor reacción emocional ante los estímulos dolorosos y a una mayor activación de las áreas cerebrales de procesamiento del dolor.

El denominado "comportamiento de miedo-evitación" también se observa con frecuencia en los pacientes con artrosis. El miedo al dolor lleva a evitar el ejercicio, a pesar de que se ha demostrado que la actividad física moderada ayuda a aliviar el dolor.

Estos patrones negativos de pensamiento y comportamiento contribuyen significativamente a la cronificación del dolor y dificultan la aplicación satisfactoria de los planes de tratamiento.

9.2 Enfoques psicoterapéuticos en la terapia de la artrosis

9.2.1 Terapia cognitivo-conductual (TCC)

La terapia cognitivo-conductual es uno de los métodos psicoterapéuticos mejor estudiados en la terapia del dolor.

Los objetivos de la TCC son

- Reconocer y cambiar los patrones de pensamiento disfuncionales que influyen negativamente en la percepción del dolor.
- Desarrollo de estrategias de afrontamiento adaptativas para mejorar el afrontamiento del dolor.
- Fomento de estrategias activas de resolución de problemas y afrontamiento positivo de la enfermedad.

Se utilizan diversos métodos terapéuticos, entre ellos

- Reestructuración cognitiva para identificar y modificar los pensamientos catastrofistas.
- Técnicas de relajación para reducir el estrés, como relajación muscular progresiva o técnicas de respiración.
- Experimentos conductuales para experimentar el efecto positivo del movimiento y la actividad a pesar del dolor.

Numerosos estudios han demostrado que la TCC reduce la percepción del dolor, disminuye el estrés emocional y mejora significativamente la calidad de vida.

9.2.2 Terapia de Aceptación y Compromiso (ACT)

La terapia de aceptación y compromiso es un enfoque psicoterapéutico moderno que ayuda a los pacientes a desarrollar una forma diferente de afrontar el dolor crónico.

A diferencia de la terapia cognitivo-conductual, no se centra en cambiar directamente los pensamientos, sino en aceptar las experiencias dolorosas sin permitir que dominen las acciones.

ACT persigue los siguientes objetivos:

- Fomentar la flexibilidad mental para llevar una vida plena a pesar del dolor.
- Desarrollar una actitud consciente hacia los pensamientos y sentimientos dolorosos.
- Hacer hincapié en los valores y alinear las propias acciones con estos valores, independientemente de los síntomas de dolor.

La ACT ha demostrado ser especialmente eficaz en pacientes con síndromes de dolor crónico difíciles de tratar y cada vez se integra más en los conceptos de terapia multimodal del dolor.

9.3 Técnicas de relajación y entrenamiento en mindfulness

9.3.1 Relajación muscular progresiva según Jacobson

La relajación muscular progresiva (PMR) es una de las técnicas de relajación más utilizadas y fue desarrollada por Edmund Jacobson en la década de 1930.

Se basa en el principio de que se puede alcanzar un estado de profunda relajación física y mental tensando y relajando conscientemente varios grupos musculares.

La ejecución sistemática conduce a una reducción de la actividad simpática, una disminución de la tensión muscular y una mejora del flujo sanguíneo a los músculos y las articulaciones.

La ventaja de la PMR para los pacientes con artrosis es que pueden regular activamente la tensión que a menudo se deriva del dolor crónico. Los estudios demuestran que su uso regular no solo reduce la percepción del dolor, sino que también mejora la calidad del sueño y el bienestar general.

9.3.2 Atención plena y meditación: programas MBSR

El programa de reducción del estrés basado en la atención plena (MBSR) fue desarrollado por Jon Kabat-Zinn y combina ejercicios meditativos de atención plena con movimientos suaves y conciencia corporal.

El objetivo es desarrollar un enfoque consciente y sin prejuicios de las sensaciones físicas, los pensamientos y las emociones.

Los pacientes aprenden a observar el dolor y el malestar sin juzgarlos o evitarlos de forma refleja. Esta percepción alterada conduce a una menor reactividad emocional ante los estímulos dolorosos y puede reducir significativamente la intensidad del dolor crónico.

Los estudios demuestran que los programas de MBSR mejoran significativamente la calidad de vida, la tolerancia al dolor y el bienestar psicológico en dolencias crónicas como la artrosis.

9.3.3 Biofeedback y su aplicación para el dolor crónico

La biorretroalimentación es un procedimiento científicamente reconocido en el que los procesos fisiológicos como el ritmo cardíaco, la tensión muscular, la frecuencia respiratoria o la conductividad de la piel se visualizan mediante dispositivos técnicos.

Al recibir información directa, los pacientes pueden aprender a influir en sus reacciones físicas de forma selectiva.

En la terapia de la artrosis, el biofeedback se utiliza en particular para:

- Reducir la tensión muscular en la zona de los músculos estabilizadores de la articulación.

- Fomentar el control consciente de la respiración y las reacciones de relajación.

- Reducir las reacciones de dolor crónico mediante la regulación controlada del sistema nervioso autónomo.

A largo plazo, la biorretroalimentación puede reforzar la autoeficacia y ayudar a los pacientes a asumir un papel activo en el afrontamiento del dolor.

9.4 Programas educativos y autogestión

9.4.1 Educación del paciente para el tratamiento del dolor

Un elemento central de la terapia moderna de la artrosis es la formación integral de los pacientes sobre los mecanismos de la enfermedad, su evolución y los objetivos realistas del tratamiento.

Transmitir programas educativos:

- Conocimientos básicos de la fisiopatología de la artrosis.
- Estrategias para el control independiente del dolor y la mejora funcional.
- Afrontar el estrés psicosocial y promover un afrontamiento positivo de la enfermedad.

Mediante una formación específica, se puede animar a los pacientes a responsabilizarse de su salud, aumentar su propia actividad y reconocer y cambiar pautas de comportamiento perjudiciales.

9.4.2 Desarrollo de estrategias de afrontamiento y competencia frente al dolor

Desarrollar un alto nivel de competencia frente al dolor es crucial para evitar que el dolor se cronifique.

Las principales estrategias de afrontamiento son

- Estrategias cognitivas como la reinterpretación positiva de las situaciones estresantes.
- Estrategias activas de resolución de problemas para la gestión específica de las limitaciones cotidianas.
- El apoyo social y el desarrollo consciente de contactos sociales positivos.
- Regulación emocional mediante técnicas de relajación y atención plena.

Un programa de autogestión bien desarrollado ayuda a superar la impotencia que suele acompañar a las enfermedades crónicas y a mejorar significativamente la calidad de vida aunque la enfermedad persista.

9.5 Bibliografía (Capítulo 9)

Andersson, G., y Turk, D. C. (2014). La psicología del dolor crónico: La relevancia y las implicaciones para el tratamiento. *Current Opinion in Psychiatry*, 27(5), 370-375. https://doi.org/10.1097/YCO.0000000000000092

Baer, R. A. (2003). Mindfulness training as a clinical intervention: A conceptual and empirical review. *Clinical Psychology: Science and Practice*, 10(2), 125-143. https://doi.org/10.1093/clipsy/bpg015

Cohen, M. J., Quintner, J. L., y Buchanan, D. (2013). ¿Es el dolor crónico una enfermedad? *Pain Medicine*, 14(9), 1284-1289. https://doi.org/10.1111/pme.12114

Eccleston, C., Morley, S. y Williams, A. (2013). Psychological approaches to chronic pain management: Evidence and challenges. *British Journal of Anaesthesia*, 111(1), 59-63. https://doi.org/10.1093/bja/aet109

Kabat-Zinn, J. (1990). *Full Catastrophe Living: Using the Wisdom of Your Body and Mind to Face Stress, Pain, and Illness*. Nueva York: Delacorte.

Keefe, F. J., Main, C. J., & George, S. Z. (2018). Avanzando en la práctica psicológicamente informada para pacientes con dolor musculoesquelético persistente: Promesa, trampas y soluciones. *Physical Therapy*, 98(5), 398-407. https://doi.org/10.1093/ptj/pzy034

McCracken, L. M., y Vowles, K. E. (2014). Terapia de aceptación y compromiso y mindfulness para el dolor crónico: Modelo, proceso y progreso. *American Psychologist*, 69(2), 178-187. https://doi.org/10.1037/a0035623

Morley, S., & Williams, A. (2015). Nuevos avances en el tratamiento psicológico del dolor crónico. *Canadian Journal of Psychiatry*, 60(4), 168-175. https://doi.org/10.1177/070674371506000403

Turk, D. C., & Okifuji, A. (2010). Factores psicológicos en el dolor crónico: Evolución y revolución. *Journal of Consulting and Clinical Psychology*, 70(3), 678-690. https://doi.org/10.1037/0022-006X.70.3.678

Veehof, M. M., Oskam, M. J., Schreurs, K. M., & Bohlmeijer, E. T. (2011). Intervenciones basadas en la aceptación para el tratamiento del dolor crónico: Una revisión sistemática y meta- análisis. *Pain*, 152(3), 533-542. https://doi.org/10.1016/j.pain.2010.11.002

10. Conceptos de tratamiento interdisciplinario y multimodal

10.1 La necesidad de un enfoque terapéutico integrador

10.1.1 Límites de las intervenciones monoterapéuticas

Durante mucho tiempo, el tratamiento de la artrosis se ha caracterizado por un enfoque monoterapéutico, centrado en la medicación, la fisioterapia o la cirugía.

Sin embargo, estas estrategias de tratamiento unilaterales suelen quedarse cortas, ya que la artrosis es una enfermedad compleja que engloba aspectos estructurales, funcionales y psicosociales.

Centrarse únicamente en el tratamiento sintomático del dolor sin tener en cuenta los factores biomecánicos, metabólicos y psicológicos subyacentes puede ayudar a aliviar los síntomas a corto plazo, pero rara vez conduce a una mejora duradera de la calidad de vida o a la estabilización del curso de la enfermedad.

Los pacientes con estadios avanzados de la enfermedad, múltiples comorbilidades y dolor crónico, en particular, no se benefician suficientemente de los enfoques terapéuticos aislados.

10.1.2 Ventajas de las formas combinadas de terapia

Un concepto de tratamiento integrador y multimodal combina diversas medidas terapéuticas que abordan tanto los factores físicos como los psicológicos y sociales que influyen en la enfermedad.

Las principales ventajas de estos conceptos son

- Mejora del control del dolor mediante el uso de elementos terapéuticos sinérgicos.

- Aumentar la capacidad funcional y la movilidad mediante medidas de rehabilitación coordinadas.

- Reducción del consumo de medicamentos y, por tanto, de los efectos secundarios mediante tratamientos complementarios no farmacológicos.

- Mejora sostenible de la salud mental y la calidad de vida mediante intervenciones psicoterapéuticas y educativas específicas.

Los programas multimodales también se aplican cada vez más en las clínicas especializadas en el dolor y en los centros de rehabilitación, con el fin de proporcionar una atención holística e individualizada a los casos complejos de artrosis.

10.2 Modelos de terapia multimodal del dolor

10.2.1 Diseño y estructura de los programas multimodales

Los programas de terapia multimodal del dolor suelen ser de carácter interdisciplinar e implican una estrecha colaboración entre diversas áreas de especialización, entre ellas

- Ortopedia y reumatología
- Analgésicos
- Fisioterapia y medicina deportiva
- Psicoterapia y terapia conductual
- Asesoramiento nutricional

La duración del tratamiento varía en función de la gravedad de la enfermedad, pero los programas suelen llevarse a cabo durante varias semanas con sesiones diarias de terapia.

Un día típico incluye:

- Rondas médicas y terapia del dolor
- Fisioterapia y terapia de ejercicios para mejorar la función articular
- Sesiones psicológicas de grupo para el tratamiento del dolor y el control del estrés
- Técnicas de relajación y mindfulness
- Formación nutricional y asesoramiento personalizado

10.2.2 Pruebas y éxito de los enfoques interdisciplinarios

Numerosos estudios han demostrado la eficacia de los conceptos multimodales para los trastornos de dolor crónico, incluida la artrosis.

Los metanálisis muestran mejoras significativas en las siguientes áreas:

- Reducción de la intensidad del dolor
- Aumento de la funcionalidad física
- Mejorar la salud mental y reducir la depresión y los trastornos de ansiedad
- Reducción a largo plazo del uso de tratamientos farmacológicos

Los enfoques multimodales se consideran actualmente el patrón oro en el tratamiento de los trastornos dolorosos crónicos complejos y están expresamente recomendados por directrices internacionales como las de la OARSI (Osteoarthritis Research Society International).

10.3 Integración de terapias innovadoras en conceptos de tratamiento establecidos

10.3.1 Uso de terapias biológicas y celulares como parte de programas multimodales.

La creciente disponibilidad de terapias biológicas y celulares, como la terapia con células madre, el trasplante de condrocitos o el uso de exosomas, representa una prometedora expansión de los programas de tratamiento multimodal de la artrosis.

Estos procedimientos innovadores ofrecen la posibilidad de regenerar los daños estructurales del cartílago articular de forma selectiva y detener los procesos degenerativos.

Sin embargo, para maximizar los beneficios de estos enfoques, es crucial que no se utilicen de forma aislada, sino como parte integrante de un concepto terapéutico global.

El procedimiento óptimo es el siguiente:

- Diagnósticos dirigidos para identificar candidatos adecuados para terapias biológicas.

- Combinación de terapias celulares con un programa de rehabilitación estructurado para controlar de forma óptima las cargas mecánicas sobre la articulación.

- Fisioterapia complementaria para favorecer la regeneración de los tejidos y mejorar la estabilidad articular.

La fase posterapéutica tras las intervenciones celulares debe ir acompañada de revisiones periódicas para evaluar objetivamente el éxito de las medidas y poder reaccionar a tiempo ante posibles complicaciones.

10.3.2 Combinación de enfoques terapéuticos clásicos e innovadores

El éxito del tratamiento de la artrosis suele requerir una combinación de métodos convencionales probados y nuevos enfoques innovadores.

Por ejemplo, un paciente puede beneficiarse de un control inicial del dolor mediante medidas farmacológicas y aplicaciones físicas para someterse posteriormente a una terapia regenerativa como la inyección de células madre o la implantación de condrocitos asociados a una matriz.

En el curso posterior del tratamiento, se utilizan medidas fisioterapéuticas para estabilizar la articulación, intervenciones psicoterapéuticas para mejorar la gestión del dolor y programas educativos para apoyar la autogestión activa.

Esta planificación terapéutica dinámica y personalizada puede lograr tanto un alivio a corto plazo de los síntomas como una mejora a largo plazo de la función articular y la calidad de vida.

10.4 Retos y perspectivas de la atención integradora

10.4.1 Obstáculos organizativos y económicos

La aplicación de conceptos de tratamiento interdisciplinarios y multimodales conlleva considerables retos organizativos y económicos.

Los obstáculos más comunes son

- Gran esfuerzo de personal y logístico para coordinar las distintas disciplinas especializadas.
- Falta de interconexión entre la atención ambulatoria y la hospitalaria.
- Reembolso insuficiente de los programas de terapia multimodal por parte de los seguros médicos, especialmente en el caso de terapias innovadoras que aún no están ampliamente aprobadas.
- Capacidad limitada de los centros especializados que pueden ofrecer una atención multimodal integral.

A largo plazo, se necesitan iniciativas de política sanitaria para afianzar la importancia de estos enfoques holísticos en el sistema sanitario y garantizar su financiación sostenible.

10.4.2 Perspectivas futuras del tratamiento interdisciplinario de la artrosis

El futuro de la terapia de la artrosis radica sin duda en la aplicación consecuente de conceptos de atención integradora.

La creciente creación de centros especializados en enfermedades musculoesqueléticas, la digitalización de los procesos asistenciales y el uso de modernos servicios de telemedicina facilitarán en el futuro la coordinación eficaz de complejos programas de tratamiento.

Además, la creciente evidencia sobre los efectos positivos de los enfoques multimodales ayudará a garantizar que estas formas de tratamiento se integren más estrechamente en las directrices y los sistemas de reembolso.

La estrecha integración de la investigación, la práctica clínica y la participación de los pacientes será un factor clave del éxito en el desarrollo y el establecimiento permanente de conceptos terapéuticos individualizados, eficaces y económicamente viables.

10.5 Bibliografía (Capítulo 10)

Bannuru, R. R., Osani, M. C., Vaysbrot, E. E., et al. (2019). Directrices OARSI para el manejo no quirúrgico de la osteoartritis de rodilla, cadera y poliarticular. *Osteoarthritis and Cartilage*, 27(11), 1578-1589.
https://doi.org/10.1016/j.joca.2019.06.011

Dagenais, S., Caro, J., & Haldeman, S. (2008). A systematic review of low back pain cost of illness studies in the United States and internationally. *Spine Journal*, 8(1), 8-20.
https://doi.org/10.1016/j.spinee.2007.10.005

Gatchel, R. J., Peng, Y. B., Peters, M. L., Fuchs, P. N., & Turk, D. C. (2007). The biopsychosocial approach to chronic pain: Scientific advances and future directions. *Psychological Bulletin*, 133(4), 581-624.
https://doi.org/10.1037/0033-2909.133.4.581

Hoffman, B. M., Papas, R. K., Chatkoff, D. K., & Kerns, R. D. (2007). Meta-analysis of psychological interventions for dolor lumbar crónico. *Health Psychology*, 26(1), 1-9.
https://doi.org/10.1037/0278-6133.26.1.1

Hooten, W. M. (2016). Dolor crónico y trastornos de salud mental: Mecanismos neuronales compartidos, epidemiología y tratamiento. *Mayo Clinic Proceedings*, 91(7), 955-970. https://doi.org/10.1016/j.mayocp.2016.02.018

Karjalainen, K., Malmivaara, A., van Tulder, M., et al. (2001). Rehabilitación biopsicosocial multidisciplinaria para el dolor lumbar subagudo en adultos en edad laboral (Revisión Cochrane traducida). *Cochrane Database of Systematic Reviews*, (2), CD002193. https://doi.org/10.1002/14651858.CD002193

Klinger, R., Blasini, M., Schmitz, J., & Colloca, L. (2018). Efectos nocebo en estudios clínicos: Pistas para la terapia del dolor. *Pain Reports*, 3(3), e654. https://doi.org/10.1097/PR9.0000000000000654

Turk, D. C., Wilson, H. D., & Cahana, A. (2011). Tratamiento del dolor crónico no oncológico. *The Lancet*, 377(9784), 2226-2235. https://doi.org/10.1016/S0140-6736(11)60402-9

Von Korff, M., y Moore, J. C. (2001). Stepped care for back pain: Activating self-care. *Spine*, 26(24), 2671-2679. https://doi.org/10.1097/00007632-200112150-00007

Wetherell, J. L., Afari, N., Rutledge, T., et al. (2011). Terapia de aceptación y compromiso para el trastorno de ansiedad generalizada: Un estudio piloto. *Behaviour Therapy*, 42(1), 56-68. https://doi.org/10.1016/j.beth.2010.03.002

11. Medicina personalizada y enfoques de terapia genética

11.1 Fundamentos de la terapia personalizada de la artrosis

11.1.1 Importancia de las predisposiciones genéticas para el riesgo de enfermedad

El desarrollo y la progresión de la artrosis es un complejo proceso multifactorial resultante de la interacción de predisposiciones genéticas, mecanismos biológicos moleculares y una amplia gama de influencias ambientales. Esta estrecha imbricación de factores biológicos y externos hace que tanto el riesgo de desarrollar la enfermedad como su evolución clínica puedan variar considerablemente de un individuo a otro. Aunque factores ambientales como el estrés mecánico, la obesidad o las lesiones desempeñan un papel importante, la importancia de las predisposiciones genéticas se está convirtiendo cada vez más en el centro de la investigación científica, ya que ejercen una influencia fundamental en la susceptibilidad individual a los cambios osteoartríticos.

En los últimos años, amplios estudios de asociación del genoma completo (GWAS) han identificado una serie de variantes genéticas que se asocian significativamente con un mayor riesgo de desarrollar osteoartritis. Estos factores genéticos influyen principalmente en la estructura, la función y la capacidad regenerativa del cartílago articular, el hueso subcondral y el tejido conjuntivo. Destacan las variaciones genéticas que intervienen directamente en la regulación del colágeno, las metaloproteinasas de matriz y los procesos de crecimiento y diferenciación .

Entre los factores de riesgo genéticos importantes se incluyen

- Polimorfismos en el **gen COL2A1**, que codifica el colágeno de tipo II. El colágeno de tipo II es el principal componente del cartílago articular y es crucial para su estabilidad mecánica y resistencia. Las mutaciones o polimorfismos en este gen pueden provocar un debilitamiento estructural del cartílago, lo que aumenta significativamente la susceptibilidad a los cambios degenerativos.

- Variantes genéticas en el **gen MMP-13**, que regula la expresión de las metaloproteinasas de matriz, en particular la MMP-13. La MMP-13 es una enzima que interviene significativamente en la degradación de la matriz extracelular y, en particular, promueve la descomposición del colágeno de tipo II en el cartílago articular. La sobreactivación de esta enzima conduce a la degeneración acelerada del cartílago, que es una característica fisiopatológica central de la osteoartritis.

- variantes en el **gen GDF5** (Growth Differentiation Factor 5), que desempeña un papel clave en la condrogénesis y el desarrollo del cartílago articular. El GDF5 es un factor de crecimiento que favorece la diferenciación de las células madre mesenquimales en condrocitos y, por tanto, contribuye significativamente a la formación y regeneración del tejido cartilaginoso. Las variantes genéticas que alteran la expresión o la función de GDF5 pueden reducir significativamente la capacidad de regeneración del cartílago.

La identificación de estos factores de riesgo genético es de vital importancia para la estratificación precoz del riesgo. Permite reconocer a los individuos potencialmente en riesgo en una fase preclínica y proporcionar información específica. Además, el conocimiento de las predisposiciones genéticas abre nuevas vías para la adopción de medidas preventivas y estrategias terapéuticas individualizadas que se adapten a las causas moleculares específicas de la enfermedad. A largo plazo, la integración del diagnóstico genético en la práctica clínica puede contribuir a influir positivamente en el curso de la enfermedad y mejorar significativamente la calidad de vida de los pacientes afectados.

11.1.2 Biomarcadores para la personalización del tratamiento y la evaluación del pronóstico

El uso de biomarcadores en el diagnóstico y la planificación del tratamiento de la artrosis ha adquirido una importancia considerable en los últimos años. Los biomarcadores son parámetros biológicos mensurables que proporcionan información objetiva sobre procesos fisiológicos o fisiopatológicos y sirven de base para una clasificación más precisa de la enfermedad, la selección de opciones de tratamiento individualizadas y la evaluación del pronóstico. La integración de los biomarcadores en la toma de decisiones clínicas representa un paso decisivo hacia la medicina personalizada, que permite adaptar de forma óptima las estrategias de tratamiento a las necesidades individuales y los perfiles de riesgo de los pacientes.

Los biomarcadores más importantes en el contexto de la osteoartritis incluyen

- **Marcadores inflamatorios**, en particular la proteína C reactiva (PCR) y la interleucina 6 (IL-6). La PCR es una proteína de fase aguda cuya concentración en el plasma sanguíneo aumenta rápidamente durante las reacciones inflamatorias sistémicas. Un nivel elevado de PCR puede indicar procesos inflamatorios asociados a la artrosis, aunque la enfermedad sea principalmente degenerativa. La IL-6 es una citocina proinflamatoria que desempeña un papel central en la activación y el mantenimiento de los procesos inflamatorios. Los niveles elevados de IL-6 suelen asociarse a una progresión activa de la enfermedad y a un peor pronóstico.

- **Productos de degradación del cartílago**, en particular productos de degradación del colágeno tipo II (CTX-II), que son detectables en la orina. Estos biomarcadores reflejan el estado actual de degradación del cartílago y proporcionan información sobre las actividades catabólicas en la articulación. Un nivel elevado de CTX-II suele considerarse un indicador de destrucción articular progresiva y puede utilizarse para evaluar el estadio de la enfermedad y controlar el éxito del tratamiento.

- **Marcadores genéticos** que se utilizan principalmente en forma de análisis SNP (polimorfismos de nucleótido único). Estos análisis permiten identificar perfiles genéticos de riesgo que se asocian a una mayor susceptibilidad al desarrollo y la progresión de la artrosis. El registro de estos marcadores genéticos permite evaluar con mayor precisión el pronóstico individual de la enfermedad y realizar una selección selectiva de las intervenciones terapéuticas.

El uso de biomarcadores no sólo permite realizar un diagnóstico más diferenciado, sino que también abre la posibilidad de seguir el curso de la enfermedad a nivel biológico molecular y reaccionar ante cambios terapéuticos o deterioros del estado clínico en una fase temprana. Los biomarcadores también contribuyen significativamente al desarrollo de nuevos fármacos, ya que pueden utilizarse como criterios de valoración indirectos en ensayos clínicos para evaluar la eficacia y seguridad de enfoques terapéuticos innovadores.

A largo plazo, se espera que el uso selectivo de biomarcadores se convierta en parte integrante del tratamiento personalizado de la artrosis. Esto no sólo hará que la terapia sea más eficaz, sino que también mejorará significativamente la calidad de vida de los pacientes mediante una intervención temprana y basada en las necesidades.

11.2 Diagnóstico genético y perfiles de riesgo individuales

11.2.1 Métodos de análisis genómico en la investigación de la artrosis

La investigación genómica moderna ha avanzado mucho en los últimos años gracias al uso de métodos de análisis genético molecular de alta resolución, que también han hecho progresar notablemente la investigación de enfermedades degenerativas complejas como la artrosis. En el centro de este desarrollo se encuentra la tecnología de secuenciación de nueva generación (NGS), que permite analizar en profundidad y de forma exhaustiva grandes secciones del genoma a gran velocidad y de forma rentable. Esta tecnología está revolucionando el diagnóstico genético, ya que permite aumentar considerablemente la cantidad de datos en comparación con los métodos de secuenciación convencionales y, al mismo tiempo, reducir los costes y acortar drásticamente los tiempos de análisis.

La tecnología NGS permite analizar en detalle el genoma completo, así como secciones específicas como el exoma o regiones reguladoras concretas del ADN. Esto permite la identificación sistemática de variantes genéticas que pueden estar asociadas a una mayor susceptibilidad a la osteoartritis o a un curso específico de la enfermedad. Estos hallazgos contribuyen significativamente a una mejor comprensión de las bases fisiopatológicas de la osteoartritis y al desarrollo de nuevos enfoques terapéuticos basados en los factores de riesgo genéticos individuales de los pacientes.

Los métodos de análisis especialmente relevantes en la investigación de la artrosis son:

- **Secuenciación del exoma completo (WES)**: este método se centra en el análisis de las secciones codificantes del genoma, es decir, los exones responsables de la síntesis de proteínas. Dado que muchas variaciones genéticas relevantes para la enfermedad influyen directamente en la estructura y función de las proteínas, la WES permite una investigación específica de aquellas regiones génicas que podrían estar directamente implicadas en la patogénesis de la artrosis. Mediante la identificación de variantes patogénicas en genes que controlan, por ejemplo, la homeostasis del cartílago , el metabolismo óseo o la regulación de los procesos inflamatorios, puede crearse un perfil de riesgo preciso.

- SNP arrays (arrays de polimorfismo de nucleótido único): Esta tecnología se utiliza para identificar variantes genéticas de riesgo conocidas que ya se han asociado a un mayor riesgo de osteoartritis en la literatura científica. Mediante el análisis de cientos de miles a millones de variaciones nucleotídicas individuales en el genoma, se pueden identificar genes de riesgo de forma rápida y eficaz. Este método es especialmente adecuado para los estudios poblacionales y la creación de mapas de riesgo genético, que permiten una evaluación más precisa del riesgo individual de enfermedad.

- Análisis epigenéticos: además del análisis directo de la secuencia de ADN, los análisis epigenéticos son cada vez más importantes. Se centran especialmente en los patrones de metilación del ADN que regulan la expresión de los genes sin modificar la secuencia de nucleótidos subyacente. Los cambios en la metilación de genes que intervienen en la regulación de procesos inflamatorios o del metabolismo del cartílago, por ejemplo, pueden contribuir significativamente al desarrollo y la progresión de la artrosis. Por tanto, los marcadores epigenéticos ofrecen una dimensión adicional importante para la creación de perfiles de riesgo individuales y el desarrollo de nuevos enfoques terapéuticos que influyan específicamente en las modificaciones epigenéticas.

La aplicación de estos métodos de análisis genético y epigenético de última generación permite una caracterización exhaustiva de la disposición genética individual de los pacientes con osteoartritis. Estos hallazgos constituyen la base científica para el desarrollo de estrategias personalizadas de prevención y tratamiento que se adapten específicamente a las características biológicas moleculares de cada paciente.

11.2.2 Desarrollo de estrategias personalizadas de prevención y tratamiento

El conocimiento de los factores de riesgo genéticos individuales abre perspectivas completamente nuevas en la prevención y el tratamiento de la artrosis. Al identificar las predisposiciones genéticas en una fase temprana, se pueden introducir medidas preventivas con el objetivo de retrasar la aparición de la enfermedad o, en el mejor de los casos, evitarla por completo. Esto representa un cambio paradigmático en la atención médica, que pasa de un tratamiento reactivo a un enfoque proactivo y preventivo.

Mucho antes de que aparezcan los síntomas clínicamente manifiestos de la artrosis, puede realizarse una evaluación del riesgo individual mediante el análisis de los perfiles genéticos de riesgo. A partir de esta evaluación del riesgo, pueden recomendarse medidas específicas que afectan tanto al estilo de vida como a la atención médica.

Estas medidas preventivas y terapéuticas incluyen, entre otras:

- **Recomendaciones tempranas para reducir la carga mecánica**: En el caso de debilidades genéticamente determinadas del tejido cartilaginoso , por ejemplo debido a polimorfismos probados en el gen COL2A1, es esencial una reducción selectiva de las cargas articulares excesivas. Los programas de entrenamiento y ejercicio adaptados individualmente que alivian las articulaciones y fomentan al mismo tiempo la estabilización muscular contribuyen a ralentizar los procesos degenerativos y a mantener la función articular a largo plazo.

- **Recomendaciones nutricionales y de micronutrientes** específicas: La ingesta selectiva de nutrientes que favorecen la homeostasis del cartílago desempeña un papel fundamental en la prevención y el tratamiento de la artrosis. Se trata, en particular, de sustancias como los ácidos grasos omega-3, los antioxidantes, la vitamina D, la vitamina K2 y determinados aminoácidos, que han demostrado tener propiedades antiinflamatorias y protectoras del cartílago. En el caso de perfiles de riesgo genético conocidos, estas recomendaciones pueden personalizarse para favorecer específicamente el metabolismo del cartílago.

- **Selección de opciones terapéuticas que influyan específicamente en los mecanismos moleculares de la enfermedad**: En función de los factores de riesgo genéticos identificados, la terapia puede dirigirse a mecanismos fisiopatológicos específicos. Por ejemplo, se puede considerar el uso de inhibidores de la MMP-13 para ralentizar la degradación del cartílago si se detecta que el gen de la MMP-13 es hiperactivo. También puede ser útil el uso de terapias biológicas que inhiban específicamente las citocinas proinflamatorias, en función del perfil genético individual.

En la práctica clínica, este enfoque personalizado se complementa cada vez más con la combinación de diagnósticos genéticos con imágenes convencionales como la resonancia magnética (RM) y parámetros químicos de laboratorio. Este diagnóstico integrador permite una evaluación exhaustiva del estado actual de la enfermedad y un plan de tratamiento diferenciado adaptado a los hallazgos moleculares y clínicos.

A largo plazo, la medicina personalizada cambiará definitivamente el tratamiento de la artrosis al permitir una mayor eficacia terapéutica con menos efectos secundarios. La prevención selectiva y la planificación terapéutica individualizada no sólo pueden ralentizar la progresión de la enfermedad, sino también mejorar significativamente la calidad de vida de los pacientes y reducir sustancialmente los costes sociales asociados al tratamiento y cuidado de los pacientes con artrosis.

11.3 Terapia génica e intervenciones moleculares

11.3.1 Posibilidades de modificación dirigida de genes (CRISPR/Cas9 y otros métodos).

La terapia génica abre perspectivas terapéuticas completamente nuevas en el campo del tratamiento de la artrosis, ya que aborda directamente las causas moleculares de la enfermedad. En lugar de limitarse a aliviar los síntomas o ralentizar la progresión de la enfermedad, la terapia génica pretende corregir los procesos patológicos a nivel genético o incluso eliminarlos por completo . El avance tecnológico más significativo en este campo hasta la fecha es el desarrollo de **la tecnología CRISPR/Cas9**, que permite modificar el material genético de forma precisa y comparativamente sencilla.

CRISPR/Cas9 se basa en un mecanismo de defensa natural de las bacterias contra los virus y se ha adaptado para la edición selectiva del genoma en células humanas y animales. Este método permite desactivar genes patógenos (**knock-out**), activar genes protectores o insertar nuevos genes funcionales (**knock-in**). La gran precisión y eficacia de este método lo hacen especialmente atractivo para la investigación y el posible tratamiento de enfermedades degenerativas genéticas como la artrosis.

En la investigación actual sobre la osteoartritis, la tecnología CRISPR se utiliza principalmente para los siguientes enfoques terapéuticos dirigidos:

- Inhibición de la expresión de las enzimas que degradan el cartílago, en particular **la metaloproteinasa de matriz-13 (MMP-13)**. Esta enzima desempeña un papel central en el proceso de degradación catabólica del cartílago articular al degradar el principal componente de la matriz cartilaginosa, el colágeno de tipo II. Inactivando específicamente el gen de la MMP-13, se puede ralentizar significativamente o incluso prevenir la degeneración del cartílago.

- Bloqueo de la producción de citocinas proinflamatorias, en particular **la interleucina-1β (IL-1β)**, que desempeña un papel clave en el mantenimiento de los procesos inflamatorios crónicos en la articulación. La desactivación genética del gen de la IL-1β reduce el componente inflamatorio de la artrosis, lo que puede tener un efecto favorable en la evolución de la enfermedad.

- **Potenciación del efecto condroprotector de genes** como **SOX9**, uno de los factores de transcripción más importantes para la diferenciación y función de los condrocitos. SOX9 promueve la síntesis de componentes de la matriz cartilaginosa y favorece la regeneración del tejido cartilaginoso. La sobreexpresión dirigida de SOX9 podría mejorar significativamente la capacidad de autocuración del cartílago y detener los procesos degenerativos.

Además de CRISPR/Cas9, también se utilizan otros métodos de modificación dirigida de genes, como **las nucleasas de dedos de zinc (ZFN)** y **las nucleasas efectoras similares a activadores de la transcripción (TALEN)**. Estas tecnologías se basan en el reconocimiento específico de secuencias de ADN por proteínas construidas artificialmente que se unen a sitios definidos del genoma y desencadenan en ellos roturas selectivas de la cadena de ADN. Sin embargo, estos métodos son menos precisos que CRISPR/Cas9, son técnicamente más complejos y presentan un mayor riesgo de los denominados efectos fuera de diana, en los que se desencadenan cambios genéticos involuntarios en lugares no previstos del genoma. Por estas razones, su uso en la práctica clínica ha sido hasta ahora limitado.

En el futuro, el objetivo principal del desarrollo de estas tecnologías será aumentar aún más la precisión, minimizar los riesgos fuera del objetivo de y garantizar la seguridad a largo plazo de las modificaciones genéticas. En particular, la combinación de la edición genómica con los modernos sistemas portadores podría hacer avanzar significativamente la aplicación clínica de estos enfoques terapéuticos innovadores.

11.3.2 Utilización de vectores virales y sistemas portadores no virales

Un problema central en la aplicación de terapias genéticas es la transferencia segura y eficaz de los genes terapéuticos a las células diana. Dado que la administración aislada de ADN o ARN no suele conducir a una absorción suficiente en las células, se requieren **sistemas portadores** especializados **(vectores)** para apoyar la transferencia de información genética. Se distingue entre sistemas de vectores **virales** y **no virales**, cada uno de los cuales presenta ventajas e inconvenientes específicos.

- Vectores virales:

Los sistemas virales utilizan la capacidad natural de los virus para introducir material genético en las células huésped. Los vectores más utilizados en la investigación de la artrosis **son los virus adenoasociados (AAV) y los lentivirus.**

Los AAV se caracterizan por una elevada eficacia de transfección, una inmunogenicidad comparativamente baja y una captación preferente en determinados tejidos, incluido el tejido articular. Una ventaja importante de los AAV es la escasa integración de su material genético en el genoma huésped, lo que reduce el riesgo de modificación genómica involuntaria.

En cambio, los lentivirus son capaces de integrar permanentemente su material genético en el genoma del huésped. Esto permite la expresión duradera de genes terapéuticos, pero también conlleva el riesgo de **mutagénesis por inserción**, en la que la integración aleatoria en el genoma puede alterar la función de genes importantes y provocar una proliferación celular incontrolada o incluso el desarrollo de tumores.

A pesar de estos riesgos, los vectores víricos están reconocidos actualmente como los sistemas más eficaces para la liberación de genes en el tejido articular, debido a su gran eficacia y capacidad de selección. Se está investigando intensamente para controlar las respuestas inmunológicas a los vectores víricos y seguir mejorando la seguridad de estos métodos.

- Vectores no virales:
Los sistemas no virales incluyen una amplia gama de portadores sintéticos, **como liposomas, nanopartículas poliméricas y sistemas de ADN plasmídico**. Estos sistemas portadores tienen la gran ventaja de su baja inmunogenicidad y un mejor control de las propiedades farmacocinéticas. Además, no presentan riesgo de integración incontrolada en el genoma del huésped, lo que permite evitar efectos secundarios graves, como el desarrollo de tumores.

Sin embargo, los sistemas portadores no virales se han visto claramente limitados hasta ahora en su eficacia de transferencia genética. La captación del material genético en las células diana suele ser inadecuada y la expresión de los genes terapéuticos conseguida suele ser transitoria y cuantitativamente limitada. Además, estos sistemas han carecido hasta ahora de una marcada especificidad tisular, lo que puede conducir a una distribución inespecífica de los genes terapéuticos en el organismo.

Por tanto, el desarrollo futuro se centrará en la optimización de estos sistemas portadores para permitir la transferencia selectiva, eficaz y, sobre todo, segura de genes terapéuticos. Entre otras cosas, se están desarrollando nanopartículas multifuncionales dotadas de moléculas superficiales que permiten la unión dirigida a tipos celulares específicos del tejido articular. Además, se están investigando materiales innovadores que garanticen la liberación controlada de la información genética y puedan lograr un efecto terapéutico a largo plazo.

La combinación de tecnologías de edición genómica de alta precisión como CRISPR/Cas9 con sistemas portadores avanzados representa un enfoque prometedor para hacer que la terapia génica personalizada del futuro sea clínicamente utilizable para el tratamiento de la osteoartritis. La seguridad del paciente es la máxima prioridad en este caso, por lo que los futuros ensayos clínicos se centrarán especialmente en una cuidadosa evaluación de riesgos y beneficios y en el seguimiento a largo plazo de los posibles efectos secundarios.

11.4 Implicaciones éticas de los enfoques de terapia genética

11.4.1 Sopesar el progreso médico y las preocupaciones éticas

El desarrollo y aplicación de terapias genéticas en el campo de la artrosis plantea cuestiones éticas de gran calado.

Mientras que las terapias génicas somáticas destinadas a tratar a pacientes individuales están éticamente aceptadas en muchos países, la manipulación del genoma humano a nivel de la línea germinal -es decir, intervenciones que pueden transmitirse a generaciones posteriores- sigue siendo muy controvertida desde el punto de vista ético.

Aunque la terapia génica somática es relevante sobre todo en el contexto de la artrosis, es importante sopesar cuidadosamente los riesgos:

- ¿Hasta qué punto son seguros a largo plazo los métodos de edición del genoma utilizados?

- ¿Pueden excluirse los cambios genéticos indeseables ("efectos fuera del objetivo")?

- ¿Está justificado llevar a cabo intervenciones irreversibles cuyas consecuencias a largo plazo aún no han sido suficientemente investigadas?

Estas cuestiones deben debatirse en detalle y responderse de acuerdo con las directrices éticas antes de que las terapias genéticas puedan utilizarse ampliamente en la práctica clínica.

11.4.2 Marco normativo y aceptación social

El uso de diagnósticos y terapias genéticas está sujeto a una estricta normativa legal en la mayoría de los países occidentales.

- En la Unión Europea, el Reglamento (CE) n° 1394/2007 regula el uso de los medicamentos de terapia avanzada (MTA), que también incluyen las terapias génica y celular.

- En Alemania, la terapia génica también está sujeta a la Ley de Ingeniería Genética y a la Ley de Medicamentos, que estipulan amplios procedimientos de autorización y pruebas de seguridad.

- En Estados Unidos, la Food and Drug Administration (FDA) coordina la autorización de las terapias genéticas, que también están sujetas a estrictas normas de seguridad y eficacia.

La aceptación social de los métodos genéticos depende en gran medida de la transparencia de la investigación, la comunicación abierta de oportunidades y riesgos y el cumplimiento de los principios éticos.

Es necesario un amplio discurso social para garantizar el equilibrio entre el interés legítimo del progreso médico y la protección de los derechos individuales y la integridad de las generaciones futuras.

11.5 Bibliografía (Capítulo 11)

Attur, M., Krasnokutsky, S., & Abramson, S. B. (2010). Dirigirse al tejido sinovial para tratar la osteoartritis (OA): ¿Dónde está la evidencia? *Best Practice & Research Clinical Rheumatology*, 24(1), 71-79.
https://doi.org/10.1016/j.berh.2009.08.006

Evans, C. H., Ghivizzani, S. C., & Robbins, P. D. (2011). Transferencia de genes a las articulaciones humanas: Avances hacia una terapia génica de la artritis. *Actas de la Academia*

Nacional de Ciencias, 108(48), 19072-19077. https://doi.org/10.1073/pnas.1108293108

Hunter, D. J., & Bierma-Zeinstra, S. (2019). Osteoartritis. *The Lancet*, 393(10182), 1745-1759. https://doi.org/10.1016/S0140-6736(19)30417-9

Kim, Y. S., Smoak, M. M., Melchiorri, A. J., & Mikos, A. G. (2020). Gene delivery for osteoarthritis therapy. *Journal of Controlled Release*, 317, 285-300. https://doi.org/10.1016/j.jconrel.2019.11.010

Li, Y., Wang, Y., Chubinskaya, S., et al. (2016). Genetic susceptibility to osteoarthritis: Functional polymorphisms in key candidate genes (Susceptibilidad genética a la osteoartritis: polimorfismos funcionales en genes candidatos clave). *Arthritis Research & Therapy*, 18(1), 1-13. https://doi.org/10.1186/s13075-016-1131-1

Mendelsohn, A. R., & Larrick, J. W. (2017). Edición del genoma CRISPR-Cas9 para aplicaciones terapéuticas: Avances y desafíos. *Current Molecular Medicine*, 17(2), 98-114. https://doi.org/10.2174/1566524017666170123105211

Reardon, S. (2016). El primer ensayo clínico con CRISPR recibe luz verde de un panel estadounidense. *Nature*, 531(7593), 560-560. https://doi.org/10.1038/nature.2016.20137

Zeggini, E., Panoutsopoulou, K., Southam, L., et al. (2012). Identificación de nuevos loci de susceptibilidad para la osteoartritis (arcOGEN): Un estudio de asociación de genoma completo. *The Lancet*, 380(9844), 815-823. https://doi.org/10.1016/S0140-6736(12)60681-3

Zhou, Y., Li, Y., Wang, K., et al. (2019). Las funciones de los factores genéticos y epigenéticos en la patogénesis de la osteoartritis. *Journal of Bone and Mineral Metabolism*, 37(1), 1-11. https://doi.org/10.1007/s00774-018-0948-3

12. Necesidad de intervenciones quirúrgicas

12.1 Estado actual de los procedimientos quirúrgicos en la terapia de la artrosis

Las intervenciones quirúrgicas, en particular las adaptaciones endoprotésicas como el uso de endoprótesis de rodilla o cadera, se consideran desde hace décadas una terapia estándar probada para la artrosis avanzada. Estos procedimientos están indicados principalmente cuando se han agotado las medidas conservadoras y la calidad de vida del paciente se ve gravemente afectada por un dolor persistente y limitaciones funcionales importantes.

El número de operaciones de prótesis articulares realizadas en todo el mundo no ha dejado de aumentar en los últimos años. En Alemania, por ejemplo, se realizan cada año más de 450.000 operaciones endoprotésicas de rodilla y cadera.

Estas cifras demuestran que los procedimientos quirúrgicos siguen desempeñando un papel fundamental en el tratamiento de la artrosis. Sin embargo, también hay que tener en cuenta las limitaciones de estas intervenciones:

- La durabilidad de las endoprótesis es limitada, lo que da lugar a operaciones de revisión, sobre todo en pacientes jóvenes.

- Las intervenciones quirúrgicas conllevan riesgos considerables, como infecciones, trombosis en , aflojamiento de prótesis y complicaciones durante el proceso de cicatrización.

- El éxito funcional depende en gran medida de la constitución física individual del paciente, de los cuidados posteriores y de su cooperación activa.

12.2 El estado de la investigación: ¿pueden las nuevas terapias sustituir a las intervenciones quirúrgicas?

El desarrollo de métodos modernos de tratamiento conservador y regenerativo ha avanzado considerablemente en los últimos años.

Terapias biológicas y regenerativas

- El uso de células madre mesenquimales, exosomas y factores de crecimiento abre nuevas perspectivas para regenerar el cartílago articular dañado y frenar la progresión de la artrosis.

- Los primeros estudios clínicos muestran que el uso de estas terapias innovadoras puede retrasar o incluso evitar la necesidad de una intervención quirúrgica, sobre todo en pacientes en las fases inicial y media de la artrosis.

- Sin embargo, aún no se han evaluado de forma concluyente los efectos a largo plazo de estas terapias, y las medidas regenerativas también alcanzan sus límites en caso de daño estructural articular avanzado.

Fisioterapia de alta tecnología y procedimientos de rehabilitación asistidos por robot

- Los avances en la terapia médica de entrenamiento, apoyada por exoesqueletos robóticos y análisis computerizado del movimiento, permiten mejorar específicamente la función articular y compensar los desequilibrios musculares.

- Estas medidas ayudan a reducir la tensión biomecánica de las articulaciones afectadas y alivian los síntomas a largo plazo.

Fármacos innovadores

- El desarrollo de anticuerpos monoclonales altamente específicos, fármacos basados en la epigenética y la modulación génica demuestra que se puede influir específicamente en los procesos inflamatorios y las vías metabólicas catabólicas del tejido articular.

- Sin embargo, la mayoría de estos enfoques terapéuticos aún se encuentran en fase de ensayos clínicos o preclínicos.

12.3 Perspectivas realistas: ¿Serán superfluas las operaciones en el futuro?

La idea de que las operaciones para tratar la artrosis serán completamente superfluas en un futuro próximo no es científicamente realista desde la perspectiva actual.

Los avances terapéuticos son considerables y, con un diagnóstico precoz y la aplicación coherente de procedimientos terapéuticos innovadores, se puede retrasar considerablemente la necesidad de una intervención quirúrgica.

No obstante, los procedimientos quirúrgicos siguen siendo indispensables, especialmente en las siguientes situaciones:

- En la osteoartritis avanzada se producen cambios articulares con pérdida completa de la estructura del cartílago y graves deformidades.

- En pacientes en los que los enfoques de tratamiento conservador y regenerativo no consiguen un alivio del dolor y una mejora funcional suficientes a pesar de una aplicación adecuada.

- En la vejez, cuando la capacidad de regeneración del organismo es naturalmente muy limitada y la atención se centra en rápidas ganancias funcionales.

A largo plazo, sin embargo, la importancia de las intervenciones quirúrgicas podría disminuir considerablemente si la investigación y la aplicación clínica de los procedimientos terapéuticos biológicos, moleculares y técnicos siguen avanzando al ritmo actual.

12.4 Conclusión: entre la esperanza y la evaluación realista

En los últimos años, la terapia moderna de la artrosis ha evolucionado de un tratamiento puramente sintomático a un enfoque holístico y multimodal que integra procedimientos biológicos, moleculares, psicológicos y tecnológicos.

Aunque estos avances permiten albergar esperanzas justificadas de reducción de las intervenciones quirúrgicas, la sustitución completa de las medidas quirúrgicas sigue siendo poco realista en la actualidad y también a medio plazo.

La clave reside en el diagnóstico precoz, la aplicación coherente de medidas preventivas y la utilización óptima de las terapias innovadoras disponibles.

En el futuro, las operaciones serán menos frecuentes, pero no se espera que sean completamente superfluas en las próximas décadas.

13. Perspectivas internacionales de investigación y evolución futura

13.1 Iniciativas actuales de investigación mundial para el tratamiento de la artrosis

La investigación internacional en el campo del tratamiento de la artrosis se caracteriza por una estrecha colaboración interdisciplinar entre medicina, biotecnología, farmacia y ciencia de los materiales. Numerosas grandes alianzas de investigación e iniciativas internacionales se dedican al desarrollo de enfoques diagnósticos y terapéuticos innovadores.

Cabe destacar:

- La Osteoarthritis Research Society International (OARSI), que se dedica a promover la investigación y la práctica clínica basadas en la evidencia.

- La iniciativa de los NIH "Accelerating Medicines Partnership for Osteoarthritis (AMP OA)", que promueve específicamente el desarrollo de terapias modificadoras de la enfermedad.

- El programa europeo de investigación Horizonte Europa, que promueve en particular las terapias regenerativas y las estrategias de tratamiento personalizado.

Estas iniciativas se centran en el diagnóstico precoz de la artrosis, el desarrollo de fármacos modificadores de la enfermedad, la investigación de procedimientos regenerativos y la integración de nuevas tecnologías como la inteligencia artificial para la planificación de terapias.

13.2 Innovaciones tecnológicas y su relevancia para el tratamiento de la artrosis

13.2.1. Inteligencia artificial en el diagnóstico y la planificación de terapias

La inteligencia artificial (IA) se abre camino cada vez más en el diagnóstico médico y la planificación terapéutica individualizada.

Los algoritmos de aprendizaje profundo se utilizan para analizar datos de imágenes radiológicas, información genética y datos del historial clínico con el fin de:

- reconocer con mayor precisión las primeras fases de la artrosis antes de que se manifiesten los síntomas clínicos.

- Predecir el curso de la enfermedad de forma individual.

- Desarrollar planes de tratamiento optimizados basados en los factores de riesgo específicos del paciente y en las respuestas al tratamiento.

Los sistemas asistidos por IA también ofrecen un gran potencial en el desarrollo de nuevos fármacos y terapias biológicas al reconocer con mayor rapidez las complejas relaciones moleculares y modelizar enfoques terapéuticos adecuados.

13.2.2 Avances en la investigación de biomateriales para la sustitución del cartílago

La investigación sobre materiales bioactivos y biocompatibles ha avanzado considerablemente en los últimos años.

Los biomateriales innovadores permiten el desarrollo de:

- Implantes de cartílago basados en hidrogeles que liberan factores promotores del crecimiento y favorecen la regeneración del cartílago.

- Estructuras de cartílago impresas en 3D que pueden personalizarse e implantarse.

- Nanomateriales que sirven como sistemas portadores de fármacos o factores de crecimiento y se introducen específicamente en las zonas articulares dañadas.

Estos avances ofrecen perspectivas prometedoras para sustituir el cartílago natural a largo plazo o favorecer significativamente su regeneración.

13.3 Ensayos clínicos internacionales y sus resultados

13.3.1 Comparación de los resultados de estudios internacionales sobre terapias innovadoras

Una comparación de los estudios clínicos internacionales actuales deja claro que la eficacia de los procedimientos terapéuticos innovadores depende en gran medida de los requisitos individuales de cada paciente, del estadio de la enfermedad y de la aplicación coherente de las normas terapéuticas. Mientras en EE.UU. y China se investiga intensamente sobre procedimientos genéticos y celulares, la investigación europea se centra más en enfoques de tratamiento multimodal y en la integración de terapias regenerativas en los conceptos asistenciales existentes.

Estudios anteriores lo demuestran:

- Las terapias con células madre consiguen un alivio significativo del dolor y una mejora funcional en pacientes en fase inicial o media, pero son menos eficaces en la destrucción articular avanzada.

- Las terapias con exosomas muestran efectos antiinflamatorios y regenerativos prometedores, pero aún se encuentran en gran medida en fase experimental.

- Las inyecciones de PRP se utilizan ampliamente en todo el mundo y han demostrado su eficacia para aliviar los síntomas a corto plazo, pero su uso para modificar la enfermedad a largo plazo es limitado.

13.3.2 Elaboración de directrices y recomendaciones terapéuticas internacionales

La normalización internacional de las directrices de tratamiento contribuye de forma decisiva a mejorar la calidad de la terapia de la artrosis en todo el mundo.

Las directrices de la OARSI y las recomendaciones del Colegio Americano de Reumatología (ACR) y la Liga Europea contra el Reumatismo (EULAR) se centran cada vez más en un enfoque terapéutico interdisciplinar basado en la evidencia.

Se espera que se refuercen las directrices futuras:

- Considerar la importancia de los enfoques terapéuticos personalizados y genéticos.

- Integrar más estrechamente los procedimientos regenerativos y biológicos en los planes de tratamiento normalizados.

- Dar más importancia a la eficacia de las medidas no farmacológicas, como la terapia nutricional, el ejercicio y el apoyo psicológico.

13.4 Conclusión: Perspectivas internacionales para mejorar el tratamiento de la artrosis

El panorama mundial de la investigación muestra claramente que la terapia de la artrosis está a punto de experimentar un cambio fundamental.

Aunque las intervenciones quirúrgicas siguen desempeñando un papel importante en la enfermedad avanzada, cada vez cobran más protagonismo los enfoques terapéuticos holísticos, específicos para cada paciente y modificadores de la enfermedad.

Los avances en el campo de la medicina regenerativa, el uso de la inteligencia artificial para optimizar la terapia y el desarrollo de estrategias de tratamiento personalizadas a nivel genético y molecular son especialmente prometedores.

La interconexión internacional de la investigación, la práctica clínica y la política sanitaria desempeñará un papel fundamental en el establecimiento de estos enfoques terapéuticos innovadores en la atención de amplios grupos de pacientes y en la mejora sostenible de la calidad de vida de los pacientes con osteoartritis de todo el mundo.

13.5 Bibliografía (Capítulo 13)

- Aletaha, D., Neogi, T., Silman, A. J., et al. (2010). 2010 Rheumatoid arthritis classification criteria: An American College of Rheumatology/European League Against Rheumatism collaborative initiative. *Annals of the Rheumatic Diseases*, 69(9), 1580-1588. https://doi.org/10.1136/ard.2010.138461

- Evans, C. H., y Ghivizzani, S. C. (2016). Terapia génica para la osteoartritis: ¿Y ahora qué? *Arthritis & Rheumatology*, 68(1), 1-3. https://doi.org/10.1002/art.39456

- Hunter, D. J., & Bierma-Zeinstra, S. (2019). Osteoartritis. *The Lancet*, 393(10182), 1745-1759. https://doi.org/10.1016/S0140-6736(19)30417-9

- Kim, Y. S., Smoak, M. M., Melchiorri, A. J., & Mikos, A. G. (2020). Gene delivery for osteoarthritis therapy. *Journal of Controlled Release*, 317, 285-300. https://doi.org/10.1016/j.jconrel.2019.11.010

- OARSI (2020). Osteoartritis: Investigación actual y recomendaciones de tratamiento. *Directrices internacionales de la Osteoarthritis Research Society*. Obtenido de https://oarsi.org

- Reardon, S. (2016). El primer ensayo clínico con CRISPR recibe luz verde de un panel estadounidense. *Nature*, 531(7593), 560-560. https://doi.org/10.1038/nature.2016.20137

- Zeggini, E., Panoutsopoulou, K., Southam, L., et al. (2012). Identificación de nuevos loci de susceptibilidad para la osteoartritis (arcOGEN): Un estudio de asociación de genoma completo. *The Lancet*, 380(9844), 815-823. https://doi.org/10.1016/S0140-6736(12)60681-3

- Zhang, W., Moskowitz, R. W., Nuki, G., et al. (2010). OARSI recommendations for the management of hip and knee osteoarthritis: Part III. *Osteoarthritis and Cartilage*, 18(4), 476-499. https://doi.org/10.1016/j.joca.2010.01.013

14. Observaciones finales y conclusión

La artrosis, una de las enfermedades articulares degenerativas crónicas más comunes en el mundo, sigue planteando grandes retos a la medicina moderna actual. A pesar de décadas de intensa investigación y numerosas innovaciones terapéuticas, sigue siendo difícil encontrar una cura completa para esta enfermedad.

No obstante, es innegable que los avances de los últimos años han aportado mejoras considerables en el diagnóstico, la prevención, el tratamiento sintomático y, sobre todo, en el desarrollo de conceptos de terapia regenerativa y molecular.

El perfeccionamiento sistemático de procedimientos biológicos como la terapia con células madre, el uso de anticuerpos monoclonales altamente específicos, la aplicación de formas innovadoras de fisioterapia y la integración de hallazgos genéticos y epigenéticos están abriendo horizontes completamente nuevos en el tratamiento de la artrosis.

El creciente intercambio interdisciplinar entre ortopedia, terapia del dolor, medicina molecular, ciencias de la nutrición y psicología también está contribuyendo a una comprensión más completa de la compleja fisiopatología de esta enfermedad.

Mientras que en el pasado el tratamiento de la artrosis se centraba casi exclusivamente en aliviar el dolor y mantener un mínimo de función articular, hoy en día la atención se centra en mejorar holísticamente la calidad de vida , prevenir la progresión de la enfermedad y, en un número creciente de casos, regenerar incluso parcialmente el tejido articular dañado.

La constatación de que los factores psicosociales, las disposiciones genéticas individuales, el estilo de vida y la dieta tienen una influencia significativa en el curso de la enfermedad ha ampliado el enfoque terapéutico de una terapia puramente sintomática a un concepto de tratamiento biopsicosocial integral.

Se considera a las personas en su totalidad, no sólo como portadoras de una enfermedad articular, sino como seres complejos con necesidades físicas, psicológicas y sociales.

En los próximos años se verá hasta qué punto los enfoques terapéuticos innovadores actualmente en fase de investigación clínica y preclínica tienen el potencial de relegar la cirugía de sustitución articular a un segundo plano o incluso hacerla superflua.

Una cosa ya es segura hoy en día: cuanto antes se reconozca y trate la artrosis y cuanto más sistemáticamente se apliquen los métodos de tratamiento modernos y basados en la evidencia, mayores serán las posibilidades de evitar la cirugía a largo plazo y de mantener una calidad de vida estable.

El tratamiento de la artrosis se encuentra en un punto de inflexión. Mientras que hace sólo unas décadas sólo se consideraban opciones terapéuticas el alivio del dolor y la sustitución articular, hoy en día se dispone de una impresionante gama de opciones terapéuticas que tienen el potencial de influir de manera fundamental en el curso de la enfermedad.

Sin embargo, este desarrollo no es un pase libre para la gestión pasiva de la enfermedad. Más bien, la aplicación con éxito de las terapias modernas requiere un alto grado de responsabilidad personal, una estrecha cooperación interdisciplinaria y la voluntad de examinar críticamente e integrar con sensatez los nuevos descubrimientos científicos.

La cirugía seguirá siendo necesaria en muchos casos, especialmente con la enfermedad avanzada. Sin embargo, la proporción de pacientes en los que la cirugía puede evitarse o retrasarse significativamente gracias a estrategias terapéuticas innovadoras seguirá aumentando.

El objetivo principal sigue siendo: Establecer una terapia eficaz que tenga el menor número posible de efectos secundarios y se adapte a las necesidades individuales del paciente, que mejore la calidad de vida, ralentice la progresión de la enfermedad y, en última instancia, permita mantener la función articular natural durante el mayor tiempo posible.

El futuro de la terapia de la artrosis es prometedor, pero también requiere un enfoque responsable de las nuevas posibilidades y un desarrollo científico continuo. Sólo así será posible aprovechar todo el potencial de la medicina moderna al servicio de los afectados.

15 Cuadro 1: Comparación de los tratamientos convencionales e innovadores de la artrosis

Criterio	Terapia convencional	Terapia innovadora
Objetivo	Alivio de los síntomas	Modificación de enfermedades
Formas de terapia	Analgésicos, fisioterapia, operaciones	Terapia con células madre, exosomas, modulación génica
Inicio de la acción	A corto plazo	A medio y largo plazo
Efectos secundarios	Frecuentes (por ejemplo, gastrointestinales, cardiovasculares)	Bajo, a menudo experimental
Posibilidades de recuperación	Sin cura, sintomático	Posibilidad de regeneración parcial
Costes	Principalmente reembolsable	Alta, a menudo para uso privado
Éxito a largo plazo	Frecuentemente limitado	Potencialmente estabilizador
Ámbito de aplicación	Etapas avanzadas	Etapa inicial a media

16 Tabla 2: Micronutrientes más importantes en el tratamiento de la artrosis

Micronutrientes	Función en el organismo	Efecto sobre la artrosis	Consumo recomendado
Vitamina D	Metabolismo óseo, inmunomodulación	Antiinflamatorio, fortalecedor de los huesos	800-2000 U.I./día
Vitamina C	Síntesis de colágeno, antioxidante	Protege el cartílago del estrés oxidativo	100-200 mg/día
Ácidos grasos omega-3	Inhibición de la inflamación	Reducción de los mediadores inflamatorios	1,5-3 g/día (EPA/DHA)
Zinc	Función enzimática, inmunomodulación	Fomento de la regeneración del cartílago	10-15 mg/día
Selenio	Protección celular antioxidante	Reducción del estrés oxidativo	55-70 µg/día
Manganeso	Formación de cartílago, actividad enzimática	Estabilización de la matriz del cartílago	2-5 mg/día

17 Cuadro 3: Panorama de las terapias regenerativas

Forma de terapia	Estado	Ámbito de aplicación	Principales ventajas	Limitaciones
Terapia con células madre	Aplicación clínica, en parte experimental	Fase inicial y media de la artrosis	Regeneración del tejido cartilaginoso, inhibición de la inflamación	Costes elevados, datos limitados a largo plazo
Exosomas	Experimental	Etapas tempranas, concomitante	Terapia sin células, bajas reacciones inmunitarias	Falta de estudios a largo plazo
PRP (plasma rico en plaquetas)	Clínicamente establecido	Etapa inicial a media	Liberación de factores de crecimiento, antiinflamatorio	Efecto a menudo temporal
Modulación génica (CRISPR/Cas9)	Estudios preclínicos	Perspectivas de futuro	Tratamiento potencialmente causal	Cuestiones éticas y de seguridad

18 Tabla 4: Influencia de los factores psicosociales en la evolución de la enfermedad

Factor	Influencia en la artrosis	Enfoque terapéutico
Estrés	Aumenta la percepción del dolor, intensifica la inflamación	Gestión del estrés, técnicas de relajación
Depresión	Influencia negativa en la motivación, intensificación del dolor	Terapia cognitivo-conductual, ACT
Miedo	Promueve la evitación del ejercicio, la cronificación	Reducción de la ansiedad mediante la educación y la exposición
Aislamiento social	Reduce la actividad, empeora la calidad de vida	Integración social, terapia de grupo

19 Cuadro 5: Comparación de los formularios de fisioterapia

Forma de terapia	Efecto	Ámbito de aplicación	Base empírica
Terapia de calor	Relajación muscular, alivio del dolor	Dolor crónico de la artrosis	Bien documentado
Terapia de frío	Antiinflamatorio, analgésico	Recaídas agudas, derrames articulares	Bien documentado
TENS	Modulación del dolor	Dolor crónico	Ocupación moderada
Terapia de campo magnético	Favorece la circulación sanguínea, alivia el dolor	Etapas iniciales, terapia complementaria	Resultados incoherentes
Terapia de ondas de choque	Regeneración tisular, alivio del dolor	Etapa inicial a media	Efectos positivos a corto plazo

20 Tabla 6: Resumen de las opciones de tratamiento farmacológico para la artrosis

Grupo de fármacos	Ejemplos de principios activos	Mecanismo de acción	Ventajas	Inconvenientes/efectos secundarios
Antiinflamatorios no esteroideos (AINE)	Ibuprofeno, Diclofenaco, Naproxeno	Inhibición de las enzimas COX, antiinflamatorio	Alivio rápido del dolor	Hemorragia gastrointestinal, disfunción renal
Inhibidores de la COX-2	Celecoxib, etoricoxib	Inhibición selectiva de la COX-2	Menor riesgo de problemas estomacales	Mayor riesgo cardiovascular
Corticosteroides (intraarticulares)	Triamcinolona, metilprednisolona	Fuerte efecto antiinflamatorio	Eficaz para las recaídas agudas	Sólo es eficaz a corto plazo, daña el cartílago con el uso prolongado
Opiáceos	Tramadol, Tilidina	Inhibición central del dolor	Puede utilizarse a corto plazo para el dolor intenso	Riesgo de dependencia, sedación
Fármacos modificadores de los síntomas (SYSADOA)	Glucosamina, condroitina	Favorece el metabolismo del cartílago	Bien tolerado, efecto a largo plazo	Efecto científicamente controvertido

Grupo de fármacos	Ejemplos de principios activos	Mecanismo de acción	Ventajas	Inconvenientes/efectos secundarios
Biológicos	Adalimumab, Etanercept	Inhibición de las citoquinas proinflamatorias	Reducción de los procesos inflamatorios sistémicos	Costes elevados, riesgo de infección

21 Cuadro 7: Estudios clínicos actuales sobre terapias innovadoras de la artrosis (selección)

Nombre del estudio	Enfoque terapéutico	Fase	Población destinataria	Objetivo principal
STAR-KNEE	Células madre mesenquimales	Fase III	Artrosis de rodilla, grado II-III	Regeneración del cartílago, alivio del dolor
GENOA	Modificación genética basada en CRISPR/Cas9	Preclínica	Osteoartritis en fase inicial	Inhibición de MMP-13, fomento del crecimiento del cartílago
REPARACIÓN	Terapia con exosomas	Fase II	Artrosis de rodilla y cadera	Inhibición de la inflamación, mejora funcional
PRIMA	PRP (plasma rico en plaquetas)	Fase III	Osteoartritis en fase inicial	Retrasar el curso de la enfermedad
BIOKART	Combinación de células madre y factores de crecimiento	Fase I/II	Daños en el cartílago tras un traumatismo	Mejora de la función articular, regeneración del cartílago hialino

22 Tabla 8: Factores pronósticos para el éxito del tratamiento de la artrosis

Factor	Influencia en el éxito de la terapia	Medida de optimización
Estadio de la enfermedad	El estadio precoz es favorable, el tardío complica el éxito del tratamiento	Diagnóstico e intervención precoces
Peso corporal	Carga elevada con sobrepeso	Reducción de peso, cambio de dieta
Función muscular	Unos músculos bien entrenados mejoran la estabilidad articular	Fisioterapia, entrenamiento muscular específico
Factores psicosociales	La depresión y la ansiedad empeoran la tolerancia al dolor	Apoyo psicoterapéutico
Cumplimiento terapéutico	El cumplimiento terapéutico mejora el éxito del tratamiento	Medidas educativas, autogestión

22 Tabla 9: Resumen de los biomarcadores más comunes en la terapia de la artrosis

Biomarcadores	Significado	Aplicación clínica
PCR (proteína C reactiva)	Marcadores de inflamación	Evaluación de la inflamación sistémica
CTX-II	Producto de degradación del cartílago	Detección precoz de la degradación del cartílago
COMP (Proteína de la matriz oligomérica del cartílago)	Metabolismo del cartílago	Seguimiento de la evolución, evaluación del pronóstico
IL-6	Citocina proinflamatoria	Actividad inflamatoria en la articulación
MMP-13	Metaloproteinasa de la matriz, degradación del cartílago	Objetivo terapéutico potencial, marcador de progresión

23 Cuadro 10: Medidas preventivas para evitar y retrasar la artrosis

Medida	Efecto	Recomendación de aplicación
Normalizar el peso corporal	Reduce el estrés articular y la actividad inflamatoria	Dieta equilibrada, ejercicio regular
Deporte saludable para las articulaciones	Mejorar la estabilidad articular, mantener la movilidad	Natación, ciclismo, marcha nórdica
Evitar la sobrecarga	Reduce los microtraumatismos mecánicos en el cartílago	Trabajo ergonómico, evitar los deportes extremos
Alimentación sana	Antiinflamatorio, favorece el cartílago	Dieta mediterránea, alimentos ricos en omega-3, antioxidantes
Corrección de desequilibrios musculares	Reduce la carga incorrecta de las articulaciones	Entrenamiento muscular dirigido bajo orientación fisioterapéutica
Evitar los factores de riesgo	Reduce la inflamación sistémica	Dejar de fumar, control del estrés, consumo moderado de alcohol

24 Tabla 11: Recomendaciones de tratamiento según el estadio de la artrosis

Estadio de la enfermedad	Opciones terapéuticas preferidas	Medidas complementarias
Fase inicial (grado I-II)	Modificación del estilo de vida, fisioterapia, suplementos de micronutrientes	Inyecciones de PRP, tratamiento farmacológico inicial si es necesario
Estadio intermedio (grado III)	Terapia multimodal, terapia del dolor basada en fármacos, procedimientos regenerativos (células madre, exosomas)	Fisioterapia, psicoterapia para la cronificación del dolor
Fase tardía (grado III-IV)	Medidas quirúrgicas (endoprótesis), terapia del dolor	Rehabilitación postoperatoria, suministro de ayudas

25 Cuadro 12: Resumen de procedimientos terapéuticos innovadores, tasas de éxito y niveles de evidencia

Forma de terapia	Tasa de éxito (estudios clínicos)	Nivel de evidencia (según OCEBM*)	Principal ámbito de aplicación	Observaciones
Terapia con células madre (MSC)	60-80 % de mejora subjetiva	Grado II-III	Fase inicial y media de la artrosis	Buen alivio del dolor, datos limitados a largo plazo
Terapia con exosomas	50-70 % de mejora	Grado III (experimental)	Fase inicial, apoyo regenerativo	Actualmente principalmente en estudios, el efecto a largo plazo no está claro
PRP (plasma rico en plaquetas)	50-75 % de mejoría sintomática	Grado II	Fase inicial y media de la artrosis	Efecto a corto plazo bien documentado, el efecto se nivela después de 6-12 meses
Modificación genética CRISPR/Cas9	Preclínica, éxito en experimentos con animales	Grado V	Perspectivas de futuro	Aún no hay autorización clínica, discusiones éticas

Forma de terapia	Tasa de éxito (estudios clínicos)	Nivel de evidencia (según OCEBM*)	Principal ámbito de aplicación	Observaciones
Terapia con láser de baja intensidad (LLLT)	Reducción del dolor en un 40-60	Grado II-III	Dolores crónicos	Buenos resultados con un uso regular
Terapia de campo magnético (PEMF)	30-50 % de mejora subjetiva	Grado III	Medida complementaria	Situación de estudio incoherente, eficacia individual variable
Tratamiento con ondas de choque (ESWT)	60-70 % alivio del dolor a corto plazo	Grado II	Etapa inicial a media	Buen éxito a corto plazo, efecto limitado a largo plazo

* OCEBM: Oxford Centre for Evidence-Based Medicine - Nivel de evidencia I: Ensayos aleatorizados de alta calidad; nivel II: Estudios de cohortes o de casos y controles bien diseñados; nivel III: Estudios observacionales, nivel IV: Opinión de expertos, nivel V: Fundamentos teóricos sin datos clínicos.

26 Bibliografía completa

1. principios generales de la artrosis

- Arden, N., & Nevitt, M. C. (2006). Osteoartritis: Epidemiología. *Best Practice & Research Clinical Rheumatology*, 20(1), 3-25. https://doi.org/10.1016/j.berh.2005.09.007

- Felson, D. T. (2010). La osteoartritis como enfermedad de la mecánica. *Osteoarthritis and Cartilage*, 18(3), 305-310. https://doi.org/10.1016/j.joca.2009.12.008

- Hunter, D. J., & Bierma-Zeinstra, S. (2019). Osteoartritis. *The Lancet*, 393(10182), 1745-1759. https://doi.org/10.1016/S0140-6736(19)30417-9

2. tratamiento farmacológico clásico

- Bannuru, R. R., Osani, M. C., Vaysbrot, E. E., et al. (2019). Directrices OARSI para el manejo no quirúrgico de la osteoartritis de rodilla, cadera y poliarticular. *Osteoarthritis and Cartilage*, 27(11), 1578-1589. https://doi.org/10.1016/j.joca.2019.06.011

- Shapiro, B. H., & Principe, M. F. (2015). El papel de los suplementos dietéticos en la osteoartritis: Evidencia actual y recomendaciones. *Journal of Clinical Rheumatology*, 21(8), 451-457. https://doi.org/10.1097/RHU.0000000000000304

3. fisioterapia y aparatología

- Brosseau, L., Wells, G. A., Brosseau, M., et al. (2012). Terapia con láser de baja intensidad (Clases I, II y III) para el tratamiento de la osteoartritis (Revisión Cochrane traducida). *Base de datos Cochrane de revisiones sistemáticas*, (12), CD010035. https://doi.org/10.1002/14651858.CD010035

- Zeng, C., Li, H., Yang, T., et al. (2015). Effectiveness of extracorporeal shockwave therapy for knee osteoarthritis: A systematic review and meta-analysis (Eficacia de la terapia con ondas de choque extracorpóreas para la osteoartritis de rodilla: revisión sistemática y metaanálisis). *Journal of Orthopaedic Research*, 33(5), 659-666. https://doi.org/10.1002/jor.22816

4. terapia nutricional y de micronutrientes

- Baker, K. R., Matthan, N. R., Lichtenstein, A. H., et al. (2011). Association of plasma phospholipid n-3 and n-6 fatty acids with physical function in mobility-limited older adults. *European Journal of Clinical Nutrition*, 65(3), 282-289. https://doi.org/10.1038/ejcn.2010.261

- Henrotin, Y., Lambert, C., Couchourel, D., Ripoll, C., & Chiotelli, E. (2011). Nutracéuticos: ¿Representan una nueva era en el tratamiento de la osteoartritis? *Osteoarthritis and Cartilage*, 19(1), 1-21. https://doi.org/10.1016/j.joca.2010.10.017

5. enfoques terapéuticos regenerativos y biológicos

- Barry, F., & Murphy, M. (2013). Mesenchymal stem cells in joint disease and repair. *Nature Reviews Rheumatology*, 9(10), 584-594. https://doi.org/10.1038/nrrheum.2013.109

- Evans, C. H., Ghivizzani, S. C., & Robbins, P. D. (2011). Transferencia de genes a las articulaciones humanas: Avances hacia una terapia génica de la artritis. *PNAS*, 108(48), 19072-19077. https://doi.org/10.1073/pnas.1108293108

- Mendelsohn, A. R., & Larrick, J. W. (2017). Edición del genoma CRISPR-Cas9 para aplicaciones terapéuticas: Avances y desafíos. *Current Molecular Medicine*, 17(2), 98-114. https://doi.org/10.2174/1566524017666170123105211

6. terapias psicológicas y conductuales

- Kabat-Zinn, J. (1990). *Full Catastrophe Living: Using the Wisdom of Your Body and Mind to Face Stress, Pain, and Illness*. Nueva York: Delacorte.

- McCracken, L. M., y Vowles, K. E. (2014). Terapia de aceptación y compromiso y mindfulness para el dolor crónico: Modelo, proceso y progreso. *American Psychologist*, 69(2), 178-187. https://doi.org/10.1037/a0035623

- Turk, D. C., & Okifuji, A. (2010). Factores psicológicos en el dolor crónico: Evolución y revolución. *Journal of Consulting and Clinical Psychology*, 70(3), 678-690. https://doi.org/10.1037/0022-006X.70.3.678

7. terapia interdisciplinar y multimodal

- Dagenais, S., Caro, J., & Haldeman, S. (2008). A systematic review of low back pain cost of illness studies. *Spine Journal*, 8(1), 8-20. https://doi.org/10.1016/j.spinee.2007.10.005

- Karjalainen, K., Malmivaara, A., van Tulder, M., et al. (2001). Rehabilitación biopsicosocial multidisciplinaria para el dolor lumbar subagudo en adultos en edad laboral (Revisión Cochrane traducida). *Cochrane Database of Systematic Reviews*, (2), CD002193. https://doi.org/10.1002/14651858.CD002193

8 Medicina personalizada y terapia genética

- Kim, Y. S., Smoak, M. M., Melchiorri, A. J., & Mikos, A. G. (2020). Gene delivery for osteoarthritis therapy. *Journal of Controlled Release*, 317, 285-300. https://doi.org/10.1016/j.jconrel.2019.11.010

- Zeggini, E., Panoutsopoulou, K., Southam, L., et al. (2012). Identification of new susceptibility loci for osteoarthritis: A genome-wide association study. *The Lancet*, 380(9844), 815-823. https://doi.org/10.1016/S0140-6736(12)60681-3